HANS MORAL
(1885–1933)

JÜDISCHE MINIATUREN
Herausgegeben von Hermann Simon

Band 212 HANS MORAL

Alle »Jüdische Miniaturen« sind auch im Abonnement
beim Verlag erhältlich.

Die Deutsche Nationalbibliothek verzeichnet diese Publikation
in der Deutschen Nationalbibliografie; detaillierte Daten sind im
Internet über https://portal.dnb.de/ abrufbar.

Inh. Dr. Nora Pester
Wilhelmstraße 118, 10963 Berlin
info@hentrichhentrich.de
http://www.hentrichhentrich.de

Lektorat: Maria Neuser
Satz: Barbara Nicol
Gesamtherstellung: Thomas Schneider, Jesewitz
Druck: Winterwork, Borsdorf

1. Auflage 2018

Printed in Germany
ISBN 978-3-95565-252-4

HEINRICH VON SCHWANEWEDE

HANS MORAL

ARZT, WISSENSCHAFTLER, AKADEMISCHER LEHRER VON INTERNATIONALEM RANG

HENTRICH & HENTRICH

CENTRUM JUDAICUM

Umschlag vorn:
Hans Moral, Datum unbekannt, UAR

Dieser Band wurde gefördert durch die
Moses Mendelssohn Stiftung.

Inhalt

Prolog

Die Ehrungen Hans Morals im In- wie auch im Ausland waren unübersehbar. Sein hohes Ansehen spiegelt sich wohl am besten in den Worten des Rektors der Landesuniversität Rostock, Prof. Dr. Curt Elze (1885–1972), wider. Dieser hob Anfang des Jahres 1932 gegenüber dem mecklenburgischen Staatsminister Hermann Haack (1876–1967) die große Wertschätzung der Persönlichkeit Morals mit der Bemerkung, er habe »Weltruf«,[1] eindeutig hervor. Dennoch herrschte nach Morals Tod im Jahr 1933 über einen Zeitraum von fünf Jahrzehnten fast ausnahmslos tiefes Stillschweigen zu seiner Person und seinem Wirken. Dass Hans Moral als jüdischem Arzt und Wissenschaftler in Zeiten von Nationalsozialismus und Antisemitismus die Anerkennung seiner vorher gefeierten Leistungen versagt blieb, kann aus heutiger Sicht nicht überraschen. Allein schon das Eintreten für jüdische Professoren wurde zu jener Zeit als »maßlos unverschämt«[2] empfunden und war zudem unverzüglich dem zuständigen Minister zu melden. Bemerkenswert und unerklärlich ist allerdings, dass auch noch während der Nachkriegszeit und bis in die 1970er Jahre hinein Hans Moral – immerhin Autor von sieben meistens in mehreren Auflagen erschienenen Buchwerken und einer Vielzahl von kontinuierlich in anerkannten Zeitschriften veröffentlichten Publikationen – keinerlei Würdigung erfuhr. Diese Negierung der Verdienste Morals zeigte sich übrigens zu jener Zeit in beiden deutschen Staaten gleichermaßen. Selbst in einem so bekannten Nachschlagewerk wie dem »Lexikon der Zahnmedizin« (Hoffmann-Axthelm, 1968, 1978, 1992) war dem Autor weder der Name noch das Werk Morals eine Erwähnung wert.[3] Mit Beginn der 80er Jahre des vorigen Jahrhunderts änderte sich die Situation[4] und Hans Moral sowie seine beruflichen Leistungen[5] erhielten bis in die heutige Zeit endlich die ihnen gebührende Aufmerksamkeit.[6]

Rückblickend kann man heute mit voller Berechtigung feststellen, dass der Entschluss Morals, im Jahr 1913 als junger Assistent an die Universität Rostock zu wechseln, und seine über insgesamt 17 Jahre währende Leitung des Instituts beziehungsweise der Klinik ein besonderer Glücksfall für die Medizinische Fakultät und insbesondere für die Zahnmedizin waren. Es dürfte nicht übertrieben sein, Moral als einen der bedeutendsten Fachvertreter Europas im ersten Drittel des 20. Jahrhunderts zu bezeichnen[7] und ihn zu den prägendsten deutsch(sprachig)en Zahnärzten zu zählen.[8] Seine herausragenden Forschungsergebnisse, sein tragischer früher Tod und die damit offen gebliebene Frage, wozu Moral wohl unter anderen politischen Bedingungen noch imstande gewesen wäre, verdienen auch in Zukunft bleibendes Interesse.

Ein Brief in schweren Zeiten

Professor Dr. Hans Moral

Rostock, den 8.3.33
Friedrichstraße 31 / Telefon 4320

37

An die Medicinische Fakultät der Universität Rostock,

R o s t o c k i.M.

Ew. Spektabilität
Möchte ich mir erlauben folgendes vorzutragen: Die Entwickelung in Deutschland geht einen Weg, der wahrscheinlich zur Folge haben wird, daß man mich aus meinem Lehramt entfernt. Ich habe zwar meine Pflicht getan und habe nichts getan oder unterlassen, was als Schlecht oder straffällig anzusehen wäre. Darauf aber kommt es im Augenblick nicht an. Ich bin Jude und habe nie ein Hehl daraus gemacht, ich bin aber meiner ganzen Einstellung nach Deutscher und bin immer stolz darauf gewesen ein Deutscher zu sein, ein Dutscher, dessen Konfession die jüdische ist. Ich lehne es auch ab, aus äusseren Gründen , meine Konfession zu wechseln. Aber eben weil ich ein Jude bin, soll ich aus meinem Amt entfernt werden. Das kann ich, der ich meine Arbeit immer mit vollem Herzen getan habe und der ich nichts getan habe, was gegen meinen Eid oder meine Pflicht gewesen wäre, nicht erleben Ich werde also freiwillig gehen, aber ich gehe nicht, um wo anders meine Arbeit wieder aufzunehmen, ich gehe dahin, wo Ruhe und Frieden ist, die Ruhe, die mir die Elemente nicht gönnen, die meinen, daß ein Jude ein minderwertiger Mensch ist ...
Der Fakultät als Ganzes wünsche ich eine gute Weiterentwicklung und allen Mitgliedern im besonderen alles Gute für ihre Zukunft ...
In diesem Sinne lassen Sie mich schliessen, ich grüße Ew. Spektabilität zum letzten Male.

Moral

Brief Morals vom 8. März 1933 an die Medizinische Fakultät

Hans Moral, Verfasser dieses hier auszugsweise aufgeführten Briefes vom 8. März 1933, war zu diesem Zeitpunkt ordentlicher Professor Dr. med. et Dr. phil. et Dr. med. dent. h. c., siebenundvierzig Jahre alt, Direktor der Klinik und Poliklinik für Mund- und Zahnkrankheiten an der Universität Rostock, international hoch anerkannter und geehrter Vertreter der Zahn-, Mund- und Kieferheilkunde sowie 1929/1930 einstimmig gewählter Dekan der Medizinischen Fakultät. Dem auch als Abschiedsbrief Morals apostrophierten Schreiben ist nicht nur inhaltlich, sondern auch äußerlich in Form und Schriftbild die nur zu verständliche starke innere Erregung des Verfassers anzumerken. Es blieb trotz der angekündigten Absicht, aus dem Leben scheiden zu wollen, noch ohne entsprechende Folgen. Möglicherweise auch deswegen, weil Moral mit diesem Brief hoffte, Unterstützung durch die Fakultäts- und Universitätsleitung erhalten zu können. Eine Reaktion auf dieses Schreiben gab es jedoch von keiner Seite. Versucht man diesen Brief in die zeitlichen Zusammenhänge einzuordnen, so fällt er in die »erste Phase der nationalsozialistischen Hochschulpolitik« (1933–1935/36). In dieser ging es vorrangig um die »Säuberung des Lehrkörpers« nach politischen und vornehmlich antisemitischen Kriterien. Die Universität Rostock blieb im Vergleich zu den Großuniversitäten, wie zum Beispiel Berlin und

Frankfurt/M., von Massensäuberungen verschont. Das allerdings lag daran, dass im »judenarmen« Land Mecklenburg (0,1%) die Berufungspolitik schon lange vor der Machtübernahme stark konservativ geprägt und die Anzahl jüdischer Professoren in Rostock vergleichsweise gering war. Zu berücksichtigen ist auch, dass der Machtantritt der Nationalsozialisten in Mecklenburg bereits im Juli 1932, also schon sieben Monate vor der Machtübernahme der NSDAP im Deutschen Reich, erfolgte. Hinzu kam, dass das Land von einer nationalsozialistischen Alleinregierung geführt wurde. An der Universität Rostock gab es Anfang Januar 1932 mit dem Physiologen Dr. med. Friedrich Wilhelm Fröhlich (1885–1932), der noch im November des Jahres verstarb, dem Psychologen Dr. phil. David Katz (1884–1953) und dem Zahnmediziner Dr. med. et. Dr. phil. Hans Moral (1885–1933) drei jüdische Professoren. Außerdem galten zwei Hochschullehrer wegen ihrer als jüdisch klassifizierten Frauen als »jüdisch versippt«, darunter der Professor für Augenheilkunde, ehemalige Rektor und Dekan, Dr. med. Albert Peters (1862–1938), der 70-jährig im März 1933 emeritiert wurde und noch im August 1934 den Eid auf Hitler leistete. Daneben gab es drei Professoren, die nach den NS-Rassegesetzen auf Grund eines jüdischen Großelternteils als »jüdische Mischlinge« zu gelten hatten. Letztere blieben aus unterschiedlichen

Gründen im Amt oder wurden aus gesundheitlichen Gründen vorzeitig beziehungsweise nach Erreichen des Pensionsalters in den Ruhestand versetzt.[9] Mithin konnten sich die NS-Dienststellen auf David Katz, der Ende 1933 noch emigrieren konnte, und insbesondere auf Hans Moral konzentrieren. So stellte sich die politische Situation im Land Mecklenburg und speziell die der jüdischen Professoren an der mecklenburgischen Landesuniversität Rostock im März 1933 dar.
Bevor die Aktionen um die Vertreibung Morals aus seinem Lehramt und darüber hinausgehende Bedrohungen weiterverfolgt werden, soll zunächst rückblickend sein Lebens- und Berufsweg vor dem 8. März 1933 beschrieben werden.

Herkunft · Schulzeit · Studium · Promotionen

Widmet man sich Morals Kindheit und Jugend, so wird deutlich, dass schon diese sehr geradlinig und zielgerichtet verliefen. Hans Moral wurde am 8. September 1885 als Sohn des jüdischen Kaufmanns Martin Moral (1851–1919) und dessen Ehefrau Lina, geborene Blumgart (1864–1923), in Berlin geboren. Die Eltern konnten ihm und seinen Geschwistern großzügige Bildungsmöglichkeiten sichern. Seine schulische

Ausbildung erhielt Hans Moral zunächst am Königlichen Wilhelmsgymnasium in Berlin und später am Königlichen Gymnasium in Weilburg an der Lahn. Als Neunzehnjähriger erlangte er im März 1905 das Reifezeugnis und nahm unmittelbar danach das Studium der Zahnheilkunde an der Universität München auf, die er jedoch schon nach einem Semester verließ, um in Berlin sein Studium fortzusetzen. Ein Grund dafür ist nicht bekannt. Dieser könnte wohl darin bestanden haben, dass die zahnmedizinische Ausbildungsstätte in Berlin neben Leipzig bereits seit 1884 über eine staatliche Anerkennung verfügte und einen hervorragenden Ruf genoss. Schon zu dieser Zeit besuchte Moral auch Vorlesungen der Medizin. Nach einem Semester in München und fünf Semestern in Berlin beendete Moral mit dem erfolgreichen Abschluss des Zahnärztlichen Staatsexamens im Mai 1908 das Zahnheilkundestudium in Berlin und erhielt die Approbation als Zahnarzt. Danach setzte er im Herbst des gleichen Jahres seine Ausbildung mit dem Medizinstudium an der Greifswalder Universität fort, das er nach sechs Semestern im Jahr 1911 mit dem Staatsexamen abschloss. Bereits während des Medizinstudiums widmete sich Moral der wissenschaftlichen Arbeit und veröffentlichte zwischen 1909 und 1911 mehrere Publikationen zur Leitungsanästhesie in anerkannten Zeitschriften. Am 12. Juni 1912 promovierte

Moral an der Medizinischen Fakultät in Greifswald mit der Arbeit »Über die ersten Entwicklungsstadien der Glandula submaxillaris« zum Dr. med. und schon wenig später, am 26. Juni 1912, an der Philosophischen Fakultät mit der Dissertationsschrift: »Über die ersten Entwicklungsstadien der Glandula parotis« zum Dr. phil. Noch im gleichen Jahr nach Berlin zurückgekehrt, absolvierte Moral seine Medizinal-Praktikantenzeit am Krankenhaus Charlottenburg-Westend und am Anatomisch-Biologischen Institut unter Oscar Hertwig (1849–1922) sowie in der I. Medizinischen Klinik unter Wilhelm His (1863–1934). Bei beiden Medizinern handelte es sich um namhafte Vertreter ihres Faches. Zum Ende des Jahres 1912 nahm er seine Tätigkeit als Assistent am Zahnärztlichen Institut in Marburg auf.

Wechsel nach Rostock · Habilitation · Kommissarische Leitung des Instituts

Im Jahr 1913 wechselte Moral an das Zahnärztliche Universitäts-Institut in Rostock, das von Prof. Dr. Johannes Reinmöller (1877–1955) geleitet wurde. Diese Einrichtung befand sich in jener Zeit in der Schröderstraße 36/37. Sie verfügte nach ihrem Umzug aus der vorher in der Bismarckstraße befindlichen klinischen Fachkrankenanstalt noch nicht über eine eigene stationäre Abteilung, weil diese zunächst dort belassen wurde. Es ist nicht bekannt, warum Moral Rostock zu seiner Wirkungsstätte machte, doch kann man annehmen, dass seine Anstellung durch persönlichen Kontakt zu Johannes Reinmöller zustande kam. Hans Moral stellte bereits am 30. Mai 1914, acht Monate nach seinem Eintritt in das Institut, den Antrag auf Zulassung zur Habilitation an der Medizinischen Fakultät.

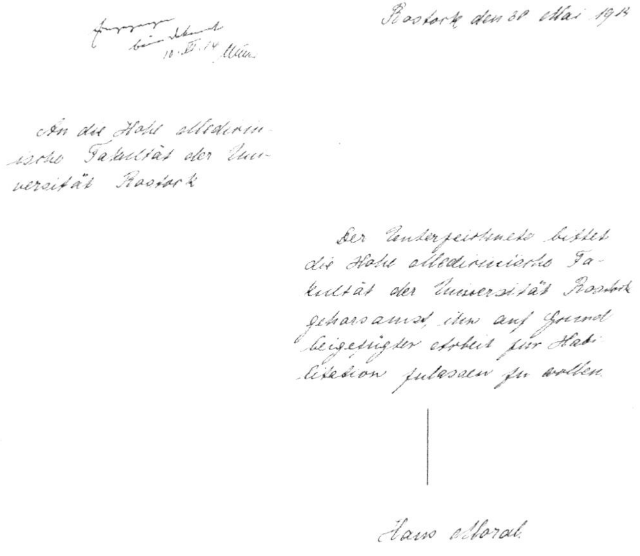

11. VI. 14

Rostock den 30 Mai 1914

An die Hohe Medizinische Fakultät der Universität Rostock

Der Unterzeichnete bittet die Hohe Medizinische Fakultät der Universität Rostock gehorsamst, ihn auf Grund beigefügter Arbeit zur Habilitation zulassen zu wollen.

Hans Moral.

Morals Antrag auf Zulassung zur Habilitation

Die von Dr. phil. et med. Hans Moral eingereichte Arbeit behandelt die Lage der Anaesthesiedepots, d. h. der Ansammlung einer injizierten anaesthesierenden Flüssigkeit an der Einstichstelle bei lokaler Betäubung. Es wird die Lage dieser Depots in den Geweben studiert und es werden die dem Depot zunächst liegenden Organe festgestellt. Ferner wurde ermittelt, nach welcher Richtung hin die Injektionsmasse ausweichen kann und untersucht, ob Gefässverletzungen vorkommen und ob aus ihnen die unangenehmen Nebenerscheinungen bei der Anaesthesierung wenigstens zum Teil erklärbar sind. Der Arbeit sind anatomische Uebersichtstafeln beigegeben, die über die Lage der Depots und der benachbarten Organe eine schnelle Uebersicht gewähren.

Die Ergebnisse der Untersuchung, die der Verfasser auf p. 59 zusammengestellt hat, sind nicht nur für die Zahnheilkunde von Wichtigkeit, sondern auch für die Anatomie von Interesse, da wir uns nun ein klares Bild machen können vom Verhalten der injizierten Flüssigkeit und ihren Beziehungen zu den Organen und Geweben. Die Arbeit zeigt, dass der Verfasser das von ihm gewählte Problem mit gutem Verständnis für die anatomischen Grundlagen und mit wissenschaftlicher Sorgfalt behandelt hat. Dr. H. Moral bewährt sich in dieser Arbeit wie in seinen zahlreichen andern Veröffentlichungen, besonders in den anerkannt guten Untersuchungen über die Entwicklung der Speicheldrüsen bei Säugetieren, als tüchtiger und fleissiger Forscher.

Ich empfehle die Annahme der Arbeit als Habilitationsschrift und die Zulassung des Autors zur Habilitation für Zahnheilkunde.

Rostock, 9. Juni 1914. Barfurth.

Gutachten Prof. Dr. Barfurths über die Habilitationsschrift Hans Morals

Grundlage war eine Arbeit mit dem Thema: »Über die Lage des Anästhesiedepots«. Der Empfehlung zur Annahme der Arbeit und Zulassung des Autors zur Habilitation[10] durch den Gutachter Prof. Dr. Dietrich Barfurth (1849–1927), dem damaligen Direktor des Anatomischen Instituts, folgend, nahmen die Fakultätsmitglieder am 11. Juni 1914 das Gesuch Morals einstimmig an.

Nach erfolgreichem Probevortrag zum Thema »Methodik des Zahnersatzes« und anschließendem Kolloquium wurde Moral von der Medizinischen Fakultät unter Zustimmung des Großherzoglichen Ministeriums die Venia Legendi erteilt und er wurde zum Privatdozenten berufen.

Am 10. Juli 1914 folgte ein öffentlicher Vortrag Morals mit dem Titel »Ueber Behandlung von Kieferbrüchen«, zu dem der Dekan offiziell in die Aula der Universität eingeladen hatte.

Der Ausbruch des Ersten Weltkriegs führte zu weitreichenden Konsequenzen am Zahnärztlichen Universitäts-Institut. Johannes Reinmöller als Institutsdirektor und sein 1. Assistenzarzt wurden zum Kriegsdienst in Sanitätseinheiten des Heeres eingezogen. Hans Moral blieb als »ungedienter Landsturm« ohne Einberufung. Gerade habilitiert übernahm der 28-jährige Privatdozent am 1. August 1914 die kommissarische Leitung des Instituts. Dieses Amt forderte Moral

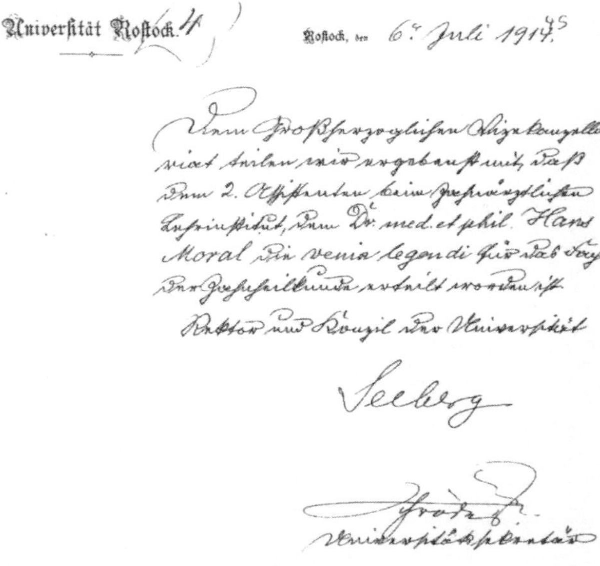

Universität Rostock.

Rostock, den 6. Juli 1914.

Dem Großherzoglichen Vizekanzellariat
wird [illegible] ergebenst mit, daß
dem 2. Assistenten beim zahnärztlichen
Institut, dem Dr. med. et phil. Hans
Moral die venia legendi für das Fach
der Zahnheilkunde erteilt worden ist.

Rektor und Konzil der Universität

Seeberg

[illegible]
Universitätssekretär

Mitteilung der Universität zur Erteilung der Lehrbefugnis an Hans Moral

höchsten Einsatz ab. Die kriegsbedingte Reduzierung des Mitarbeiterstamms, ständig steigende Patientenzahlen, die ihm obliegende Aufrechterhaltung der Lehrveranstaltungen und seine Tätigkeit als Mitglied der Prüfungskommission für die zahnärztliche Vor- und Hauptprüfung belasteten ihn physisch und

Zu der öffentlichen Vorlesung

„Ueber Behandlung von Kieferbrüchen"

welche

Herr Privatdozent Dr. med. et phil. Hans Moral

am

Freitag, den 10. Juli 1914

um 6 Uhr in der Aula

halten wird

ladet ergebenst ein

Dr. Albert Peters,

d. Z. Dekan der medizinischen Fakultät.

Ankündigung der öffentlichen Vorlesung Morals in der Aula

psychisch bis an die Grenzen seiner Leistungsfähigkeit. Dennoch widmete er sich auch in Kriegszeiten kontinuierlich der wissenschaftlichen Arbeit. Davon legen eine Reihe wichtiger Publikationen, die im Zeitraum zwischen 1914 und 1918 erschienen sind, beredtes Zeugnis ab. Doch seine immense berufliche Belastung blieb gesundheitlich nicht ohne Folgen. Moral, der an einer hartnäckigen Form von Herzneurose litt, bat daher den Dekan bei der vorgesetzten Dienststelle Prof. Reinmöllers zu bewirken, dass dieser für ein Semester vom Kriegsdienst zurückkehren könne, da er sich nicht in der Lage fühlte, die Leitung des Instituts und den Unterricht weiterhin so wie notwendig zu handhaben. Dieser Bitte wurde jedoch nicht entsprochen wie auch Morals Anerbieten, für Reinmöller den Heeresdienst zu übernehmen. Einige Monate später wurde ihm jedoch eine wohlverdiente Anerkennung zuteil. Per Schreiben aus dem Felde bat Johannes Reinmöller die Medizinische Fakultät, der Regierung in Schwerin vorzuschlagen, Moral wegen seiner außergewöhnlich großen Verdienste um den zahnärztlichen Unterricht während der Kriegsjahre den Professorentitel zu verleihen. Nur seiner selbstlosen und aufopferungsvollen Tätigkeit sei es zu danken, dass nicht nur der zahnmedizinische Unterricht, sondern auch das Zahnärztliche Institut aufrechterhalten werden konnten. Die wissenschaftlichen Leistungen Dr. Morals würden anerkanntermaaßen auf hoher Stufe stehen, seine praktischen Leistungen seien seinen wissenschaftlichen Arbeiten ebenbürtig und ebenso seine Tätigkeit als akademischer Lehrer. Moral habe sich ein bleibendes großes Verdienst um das Fach der Zahnheilkunde an unserer Landes-Universität erworben, so Johannes Reinmöller in seinem Brief vom 4. März 1917 an die Medizinische Fakultät.[11] Auf Grund dieses Antrags wurde auf der Fakultätssitzung am 3. April 1917 einstimmig beschlossen, das Großherzogliche Ministerium zu bitten, Moral den »Professorentitel« zu verleihen. Im Schreiben vom 18. April 1917 an das Ministerium wird zur Verleihung der Titulatur-Professur ausgeführt: »Wenn auch Herr Moral erst verhältnismäßig kurze Zeit habilitiert ist, so verdient seine außerordentliche Tüchtigkeit und seine restlose Hingabe zweifellos eine besondere Anerkennung. Ohne Herrn Dr. Moral wäre es ausgeschlossen gewesen, daß während des Krieges der Unterrichtsbetrieb für Zahnärzte an der Universität Rostock aufrechterhalten wurde, ebenso die zahnärztliche Behandlung der Einwohner […].«[12] Das Vizekanzellariat befürwortete am 23. April 1917 den Antrag der Fakultät und schrieb unter anderem: »Dr. Morals Verdienst ist es, das Institut unter den oft recht schwierigen Kriegsverhältnissen auf seiner Höhe erhalten und fortentwickelt zu haben […] Er hat also etwas besonderes geleistet und versieht eine leitende Stelle, wie sie im allgemeinen jungen Privatdozenten noch nicht anvertraut wird.«[13] Dazu findet sich in der Akte die kurze handschriftliche Mitteilung vom 16. Juli 1917: »Seine königliche Hoheit der Großherzog haben geruht, dem Privatdozenten Dr. med. et. phil. Hans Moral zu Rostock den Charakter ›Professor‹ zu verleihen.«[14]

Erwähnenswert ist der spätere Versuch Johannes Reinmöllers mit einem Schreiben vom 4. Juli 1918, seine Rückstellung vom Wehrdienst zu erreichen, die er folgendermaßen begründete: »Mein Vertreter, Prof. Moral, kann den Dienst allein nicht mehr bewältigen.«[15] Das Vizekanzellariat befürwortete dieses Ansinnen mit dem Hinweis auf den Gesundheitszustand Morals: »[...] wenn er nicht in dem anstrengenden Institutsbetrieb vollständig zusammenbrechen solle [...].«[16] Da Moral mehrfach gezwungen war, seine berufliche Tätigkeit zu unterbrechen, erhielt Johannes Reinmöller die Erlaubnis, sich zeitweise von der Truppe zu entfernen und für den erkrankten Hans Moral vorübergehend den Dienst zu übernehmen. Reinmöllers völlige Rückstellung vom Kriegsdienst war nicht möglich und erfolgte auch nicht. So war Moral, obwohl von seiner Erkrankung noch nicht völlig genesen, wiederholt gezwungen, vorzeitig ins Institut zurückzukehren.

Nach dem Ersten Weltkrieg, zum Wintersemester 1918/19, übernahm Johannes Reinmöller wieder die Leitung des Instituts. Dieses erfuhr im Hinblick auf

den Unterricht eine Dreiteilung. Johannes Reinmöller zeichnete von nun ab für die Chirurgische, Hans Moral für die Technische und Georg Blessing (1882–1941) für die Konservierende Abteilung verantwortlich. Für Moral waren damit, wie schon während des Krieges, die Lehrveranstaltungen in der Zahnersatzkunde, der Orthodontie und der Zahnärztlichen Materialkunde verbunden. Hinzu kam die von ihm 1916 eingeführte »Besprechung neuer Arbeiten«, die sich offensichtlich großer Beliebtheit erfreute.
Aus Anlass der Fünfhundertjahrfeier der Landesuniversität Rostock erfolgte durch das Ministerium für Unterrichtsangelegenheiten mit Wirkung vom 1. Oktober 1919 die Umwandlung des bisherigen außerordentlichen Lehrstuhls für Zahnheilkunde in einen ordentlichen Lehrstuhl für Mund- und Zahnkrankheiten.[17] Dieser erste ordentliche Lehrstuhl seiner Art in ganz Deutschland wurde mit dem gleichzeitig zum ordentlichen Professor berufenen Johannes Reinmöller besetzt.[18] Das Zahnärztliche Lehrinstitut führte von jetzt ab die Bezeichnung »Universitätsklinik und Poliklinik für Mund- und Zahnkrankheiten«.[19] Bald kam es an der Klinik zu personellen Veränderungen. Blessing verließ Rostock infolge einer Berufung an die Universität Heidelberg und übernahm dort das Direktorat der Klinik. Gravierender und in der Öffentlichkeit heftig diskutiert war der Weggang des Kli-

nikdirektors. Johannes Reinmöller sah sich durch einen Gerichtsprozess und ein Disziplinarverfahren der Universität belastet. Nachdem er im Disziplinarverfahren am 18. Mai 1920 schuldig gesprochen worden war und ihm ein Verweis erteilt wurde, informierte er mit von ihm gewohnter Konsequenz unverzüglich die Universität darüber, dass er beim Unterrichtsministerium sein Abschiedsgesuch eingereicht habe. Am 6. September erhielt er vom Ministerium die Entlassungsurkunde und wurde daraufhin zum 1. Oktober 1920 aus dem Staatsdienst verabschiedet. Die Universitätsleitung und die Medizinische Fakultät nutzten das Interregnum nach dem Abschiedsgesuch Johannes Reinmöllers, der eine Berufung nach Erlangen annahm, um sich Informationen über die zukünftige Struktur der Klinik von anderen Universitäten einzuholen. Dabei spielten zweifellos auch Kostengründe eine Rolle. Obwohl offensichtlich auch auswärtige Kandidaten für eine Berufung in Frage kamen und auch Interesse bekundeten, favorisierte die Medizinische Fakultät Hans Moral als Nachfolger Johannes Reinmöllers. Dafür gab es nach der inzwischen 7-jährigen Tätigkeit Morals am Zahnärztlichen Institut sicher nur gute Gründe.

Bestallung zum a. o. Professor und Klinikdirektor · Kur im Sanatorium

Zum 1. Oktober 1920 erhielt Moral die Bestallung als außerordentlicher Professor der Medizinischen Fakultät. Darüber hinaus erging an ihn die Aufforderung des Ministeriums für Unterricht, die Leitung der Klinik zu übernehmen. Interessant ist, dass Moral mit der Berufung zum Extraordinarius der Lehrauftrag für die gesamte Zahnheilkunde erteilt wurde. Damit fand die nach dem Ersten Weltkrieg eingeführte Dreiteilung des Unterrichts keine Fortsetzung mehr. Am 4. November 1920 legte Moral nach einer Ansprache von Magnifizenz Prof. Dr. Rudolf Helm (1872–1966) und der Einführung ins Lehramt und Konzil seinen Amtseid ab.[20] Moral war mit der Berufung zum außerordentlichen Professor Landesbeamter und somit unkündbar. Ihn konnte nur die Disziplinarkammer aus dem Amt entfernen. Mit Datum vom 13. September 1920 erging der Bescheid des Ministeriums an die Verwaltungsbehörde der Universität, dass das jährliche Gehalt Prof. Morals 8 400 Mark betrage, bei einem jährlichen Ortszuschlag von 2 600 Mark. Für die Verrechnung von Klinikbeständen, die für die Privatpraxis Morals entnommen wurden, war mit Bescheid des Ministeriums vom 18. März 1921 festgelegt: »Als Entgelt für die den Klinikbeständen entnommenen Materialien, die Professor

Moral im Betrieb seiner Privatpraxis verbraucht, sind mit Wirkung vom 1. Oktober 1920 ab bis auf weiteres 30 vom Hundert seines Grundgehaltes einzubehalten.«[21]

Eine weitere wesentliche Veränderung erfuhr die Klinik in dieser Zeit. Bisher im Privatbesitz Johannes Reinmöllers wurde sie noch im Oktober 1920 verstaatlicht. Damit entsprach die Schweriner Regierung sowohl dem Wunsch Johannes Reinmöllers als auch dem der Medizinischen Fakultät. Moral übernahm fast ausschließlich allein den Lehrbetrieb. In Verbindung mit der Klinikleitung, der Patientenbehandlung und weiterhin ungebrochener wissenschaftlicher Arbeit war das eine enorme Belastung. Es kann daher nicht verwundern, dass diese, zumal Moral an der komplexen Behandlung der Patienten und der umfassenden Ausbildung der Studenten keine Abstriche machte, nicht ohne weitere Auswirkungen auf seine Gesundheit blieb. Im Oktober 1921 erkrankte er ernsthaft. Auskunft über die Hintergründe seines Krankheitsbildes gab ein ärztliches Gutachten aus dem Sanatorium Dr. Barner in Braunlage, ausgestellt von Dr. med. H. Laufer am 12. Dezember 1921: »Herr Universitätsprofessor Dr. Hans Moral aus Rostock, der seit 7. November d. Js. im Sanatorium Dr. Barner in Behandlung ist, leidet an einer Herzneurose. Diese hat sich an eine in Karlsbad durchgemachte Typhuserkrankung angeschlossen und besteht in Anfällen von erheblicher Pulsbeschleunigung, Herzunregelmäßigkeit, Angstempfindungen und Depressionsausbrüchen. Die Hartnäckigkeit der Krankheit bedingt es, daß erst jetzt die eingeschlagene Kur einen Erfolg zu zeitigen beginnt und daß man deshalb mit einer längeren Dauer der Kur zu rechnen genötigt ist als vorgesehen war. Der Eintritt eines vollen Erfolges und die Wiederkehr der Arbeitsfähigkeit des Herrn Professor Moral ist über jeden Zweifel erhaben, sofern die Kur auf das nötige Maß ausgedehnt wird. Als solches muß die Kurzeit bis zum 15. oder 20. Februar angesehen werden, die Herrn Prof. Moral befähigen wird, wieder vollkommen arbeitsfähig zu werden.«[22] Moral bat den Rektor daher um Urlaubsverlängerung, die von diesem befürwortet und vom Ministerium sogar bis zum 15. März 1922 verlängert wurde.

Ordentlicher Lehrstuhl · Errichtung der Bettenstation · Ehrendoktorwürde

Die danach folgende Zeit gehörte zu Morals fruchtbarsten Schaffensperioden. Davon zeugt eine Vielzahl von Publikationen, wie zum Beispiel zur Speicheldrüsenentwicklung, zur Leitungsanästhesie im Ober- und Unterkiefer und zur Alveolarpyorrhoe. Die 1. Auflage des Standardwerks »Einführung in die Klinik der

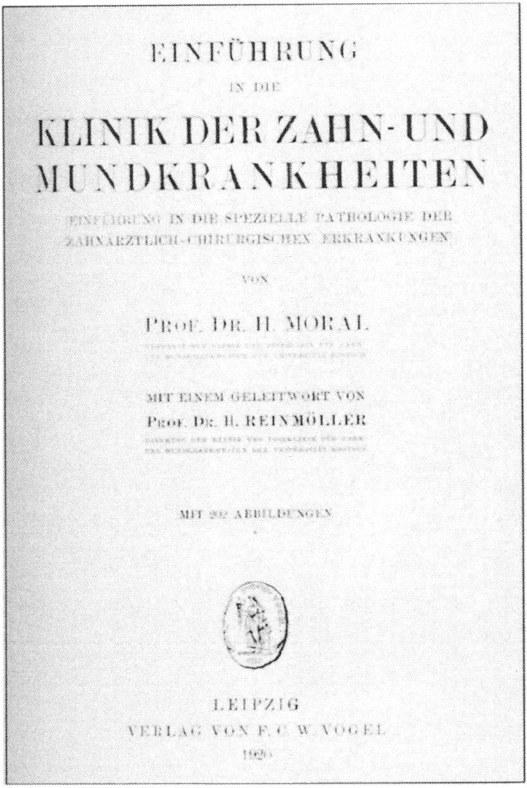

EINFÜHRUNG

IN DIE

KLINIK DER ZAHN- UND MUNDKRANKHEITEN

EINFÜHRUNG IN DIE SPEZIELLE PATHOLOGIE DER ZAHNÄRZTLICH-CHIRURGISCHEN ERKRANKUNGEN

VON

PROF. DR. H. MORAL

MIT EINEM GELEITWORT VON

PROF. DR. H. REINMÖLLER

MIT [illegible] ABBILDUNGEN

LEIPZIG

VERLAG VON F. C. W. VOGEL

1920

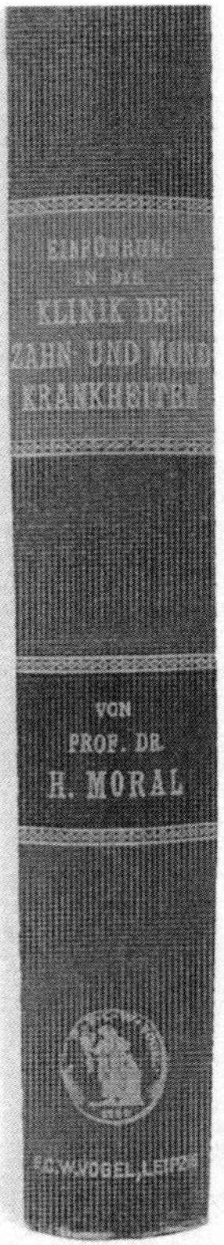

Morals »Einführung in die Klinik der Zahn- und Mundkrankheiten«

Zahn- und Mundkrankheiten« fand allgemein besondere Wertschätzung.
Universität und Fakultät erkannten seine hervorragenden Leistungen an. Moral wurde daher mit Wirkung vom 1. April 1923 zum ordentlichen Professor an der Medizinischen Fakultät bestellt. Seine Amtseinführung durch Magnifizenz Prof. Dr. Hans Walsmann (1877–1939) erfolgte am 18. Juni 1923.
Nachdem unter Johannes Reinmöller im Jahr 1907 der Umzug des damaligen Zahnärztlichen Instituts von der Bismarckstraße in die Schröderstraße ohne die Einrichtung einer Bettenstation erfolgt war, bestand Morals unablässiges Trachten nach der Übernahme der Klinikleitung darin, die Errichtung einer Krankenstation in der Schröderstraße zu bewirken. Da das Ministerium – zumal in Zeiten der Inflation und Geldnot –, nicht in der Lage war, die Einrichtung der Station finanziell zu unterstützen, ergriff Moral in privater Mission die Initiative. Als geschicktem Organisator gelang es ihm verschiedene Schenkungen und Stiftungen zu mobilisieren, so dass die Einrichtung einer eigenen Bettenstation der Klinik und Poliklinik für Mund- und Zahnkrankheiten in der Schröderstraße vom Ministerium genehmigt wurde. Dies allerdings mit dem deutlichen Hinweis, dass die Station ihre gesamten Ausgaben aus eigenen Einnahmen zu decken habe. Schon nach dem ersten Jahr des Beste-

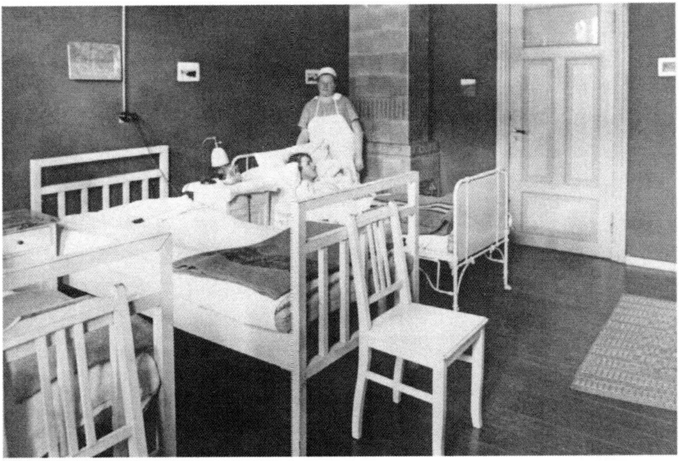

Zimmer der neuen Bettenstation in der Schröderstraße im Jahr 1924

hens der Station konnte Moral gegenüber der Landesregierung die Erfüllung dieser Vorgabe nachweisen. Diese auf Morals jahrelanges Wirken hin entstandene stationäre zahnmedizinische Einrichtung war die erste ihrer Art an einer deutschen Universität. Die Einweihung der Bettenstation am 23. Februar 1924 veranlasste die Medizinische Fakultät an diesem Tag Hans Moral, wie es hieß »in dankbarer Anerkennung der Verdienste um die Förderung der zahnmedizinischen Ausbildung und um den Ausbau der Universitäts-Zahnklinik Rostock«[23], zum Dr. med. dent. honoris causa zu ernennen. Hans Moral war zu diesem Zeitpunkt erst 38 Jahre alt. Dieser Auszeichnung ging ein Vorschlag des Dekans Prof. Dr. Walter Frieboes (1880–1945) an die Medizinische Fakultät voraus, den dieser in einem beschleunigten Umlaufverfahren an die Fakultätsmitglieder am 15. Februar 1924 eingebracht hatte.

Moral, von dieser Ehrenpromotion höchstwahrscheinlich überrascht, bemerkte dazu in einem Dankschreiben vom 25. Februar 1924: »Ich erlaube mir nun heute

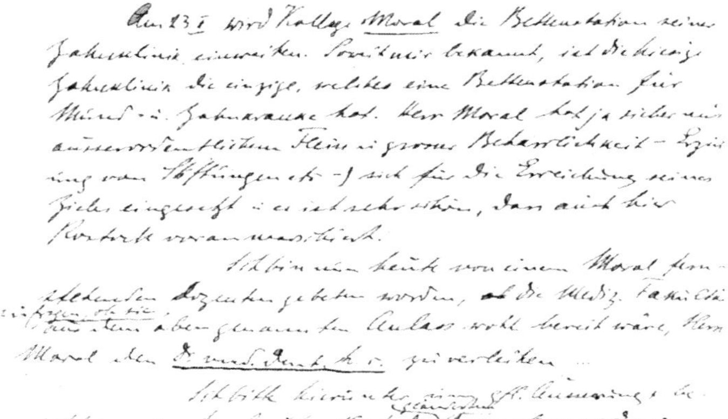
Am 23. I. wird Kollege Moral die Bettenstation seiner Zahnklinik einweihen. Soweit mir bekannt, ist die hiesige Zahnklinik die einzige, welche eine Bettenstation für Mund- u. Zahnkranke hat. Herr Moral hat ja sicher mit außerordentlichem Fleiß u. großer Beharrlichkeit – Erziehung von Stiftungen etc. – sich für die Erreichung seines Zieles eingesetzt u. es ist sehr schön, dass auch hier Rostock vorangeschritten ist.

Ich bin nun heute von einem Moral fernstehenden Dozenten gebeten worden, bei der Mediz. Fakultät anzufragen, ob sie aus dem obengenannten Anlass wohl bereit wäre, Herrn Moral den Dr. med. dent. h. c. zu verleihen.

Ich bitte hierüber um eine gefl. Äußerung u. beschleunigten Umlauf. Nach der Promotionsordnung erforderlich: Beschluss mit 2/3 Mehrheit.

R. 15. II. 24. Mit Gruß Frieboes.

Umlauf des Dekans mit Vorschlag zur Ehrenpromotion Morals

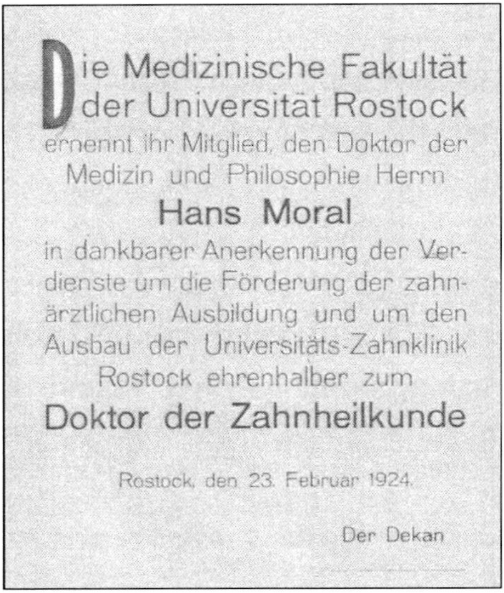
Die Medizinische Fakultät
der Universität Rostock
ernennt ihr Mitglied, den Doktor der
Medizin und Philosophie Herrn
Hans Moral
in dankbarer Anerkennung der Verdienste um die Förderung der zahnärztlichen Ausbildung und um den Ausbau der Universitäts-Zahnklinik Rostock ehrenhalber zum
Doktor der Zahnheilkunde

Rostock, den 23. Februar 1924.

Der Dekan

Ernennung Morals ehrenhalber zum Doktor der Zahnheilkunde

Ew. Spektabilität, sowie sämtlichen Herren der Medizinischen Fakultät auch an dieser Stelle nochmals meinen besten Dank für die mir zu Teil gewordene Ehrung auszusprechen, die auf der einen Seite für mich Beweis ist, dass die Fakultät mit meiner Arbeit zufrieden und einverstanden ist und auf der anderen Seite ein Ansporn für mich sein wird, auch weiterhin meine gesamte Kraft in den Dienst des mir unterstellten Instituts zu setzen.«[24] Zum Wintersemester 1924/25 führte Moral an der Klinik das Unterrichtsfach »Arbei-

ten im wissenschaftlichen Laboratorium« ein. Damit ermöglichte er interessierten Studenten erste Einblicke in die Forschungsarbeit. Auch die Mitte und das Ende der zwanziger Jahre waren von innovativer wissenschaftlicher Arbeit Morals geprägt. In dieser Zeit beschäftigte er sich über Jahre hinweg mit »psychosomatischen Grenzfällen« und kam dabei zu Ergebnissen, die nach Schilderung von Fachleuten auch heute noch relevant sind. In diesem Zeitraum erschienen von Moral Veröffentlichungen über die Wurzelspitzenresektion, die Wurzelbehandlung, die Chirurgie der Mundhöhle, die Herstellung und Untersuchung künstlicher Zähne, die spezielle Pathologie der Mundhöhle sowie über Kieferbrüche und Tumoren. Diese noch unvollständige Aufzählung von ihm wissenschaftlich bearbeiteter Fachgebiete belegt das breite Forschungspotential über das Moral in der Zahn-, Mund- und Kieferheilkunde und darüber hinaus verfügte. Der zusammen mit Frieboes 1924 herausgegebene »Atlas der Mundkrankheiten« erhielt von anerkannten Fachvertretern hervorragende Kritiken.
Im August 1924 begab sich Moral auf Einladung des Vereins bulgarischer Zahnärzte auf eine Vortragsreise nach Sofia, die er zur Anbahnung von Kontakten mit dem dortigen Zahnärzteverband nutzte. In diese Zeit zunehmender Anerkennung Morals in Deutschland und in Europa sowie der gewachsenen Bedeutung

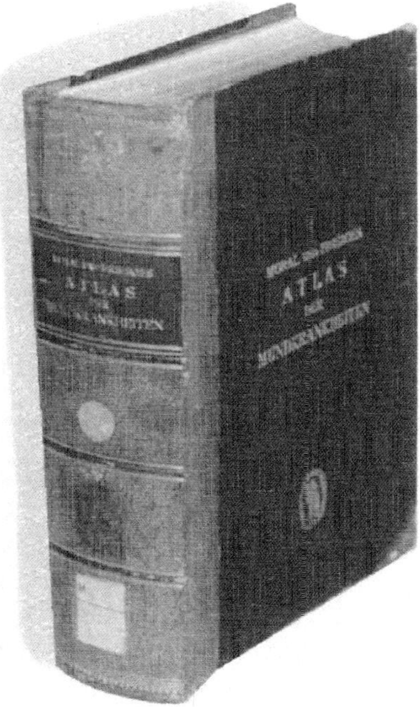

Der »Atlas der Mundkrankheiten« von Moral und Frieboes

der Universitätsklinik und Poliklinik für Mund- und Zahnkrankheiten fiel jedoch ein Wermutstropfen in Form eines Disziplinarverfahrens, das der örtliche Zahnärzteverband im August 1925 gegen ihn eröffnete. Als Grund wurde angeführt, Moral habe in Gegenwart einer Patientin die Arbeit eines Kollegen und deren Preis kritisiert. Er erhielt daraufhin eine Vorladung zur öffentlichen Sitzung der Disziplinarkammer am 7. September 1925. Zur Anzeige einer öffentlichen Sitzung äußerte sich Moral gegenüber dem Regierungsbevollmächtigten der Universität: »Ich kann mich des Eindrucks nicht erwehren, als ob von Seiten des hiesigen Zahnärztevereins die ganze

Angelegenheit sensationell und tendenziös aufgebauscht werden soll.«[25] Moral ließ sich in der Kammersitzung unter anderem durch Dr. Matthäus Reinmöller (1886–1977), dem jüngeren Bruder des früheren Klinikdirektors Johannes Reinmöller, vertreten, der seit 1912 als Assistent und seit 1923 als Privatdozent an der Klinik tätig war. Als Grund teilte Moral mit: »Ich gehöre nur als praktischer Zahnarzt der Kammer an, unterstehe ihr aber nicht als Institutsvorstand. Aber in dieser Eigenschaft hatte mich Herr Hansen [Volontärassistent] konsultiert.«[26] Am 8. September 1925 informierte Moral den Regierungsbevollmächtigten wie folgt: »erlaube ich mir mitzuteilen, dass am gestrigen Abend die Sitzung stattgefunden hat und dass die Kammer zu der Erkenntnis gekommen ist, die Klage des Herrn Philippsthal abzulehnen. Ein schriftlicher Bescheid wird mir noch zugestellt.«[27] Das Verfahren konnte damit – auch dank der eindeutigen Aussagen der Mitarbeiter Morals – abgewendet werden. Hintergrund dieser Auseinandersetzung war sicher auch, dass in Zeiten der Weltwirtschaftskrise niedergelassene Kollegen in materielle Nöte gerieten, für die die unter dem Direktorat Morals steigenden Patientenzahlen der Universitätsklinik und damit einhergehende eigene finanzielle Einbußen verantwortlich gemacht werden sollten. Es wird sich noch zeigen, dass die völlig unzutreffenden

Beschuldigungen und der öffentliche Angriff auf die Person Morals acht Jahre später wieder aufkommen und in Verbindung mit nationalsozialistischen Argumenten Moral in schwere Bedrängnis bringen werden.

Nationale und internationale Reputation · Wahl zum Dekan

Die zweite Hälfte der zwanziger Jahre war von einer immer stärkeren nationalen wie auch internationalen Anerkennung Morals gekennzeichnet. Vorträge und Patientendemonstrationen führten ihn nach Süd- und Osteuropa sowie Skandinavien. Rostock bildete sich zu einem Treffpunkt für viele in- und ausländische Zahnärzte heraus.

Zur Entlastung bei der Durchführung des studentischen Unterrichts und um eine bessere Repräsentanz und die Weiterentwicklung der Prothetik und Orthodontie zu garantieren, holte Moral im April 1926 Hans Schlampp (1900–1962) aus Erlangen an die Rostocker Klinik. Eine wichtige Entscheidung, wie sich bald herausstellte. Denn Schlampp leitete nicht nur die technisch-orthodontische Abteilung mit Erfolg, sondern erhielt im März 1929 nach erfolgreicher Habilitation zum Thema »Zur Funktion der Prothese des zahnlosen Kiefersystems« auch die Venia Legendi. Er war

damit eine wichtige Stütze für Moral. Schlampp wurde 1935 zum nichtplanmäßigen und 1940 zum planmäßigen außerordentlichen Professor in Rostock berufen. Die durch die Lehrbefähigung Schlampps mögliche Entlastung nutzte Moral, um weiter über die Grenzen Deutschlands hinaus wirksam zu werden. Mit Vorträgen und praktischen Übungen in Sofia und anderen Städten Bulgariens sowie auch vor dem Budapester Zahnärzteverein demonstrierte Moral im Oktober 1926 den zur damaligen Zeit fortschrittlichen Stand der Zahnmedizin in Deutschland.
Das Jahr 1927 stand im Zeichen umfassender Neuerungen an der Klinik. Durch Morals Weitsicht und umfangreiche Stiftungen wurde es möglich, trotz der inzwischen prekären Raumsituation, ein wissenschaftliches Laboratorium zu errichten. Am 25. Mai 1927 konnte die »Abteilung zur Behandlung und Erforschung der Alveolarpyorrhoe«, die heutige Parodontologie, eingeweiht werden.
Mit der Verleihung der Ehrenmitgliedschaft des Vereins ungarischer Zahnärzte im Jahr 1927 wurde Moral eine erste internationale Auszeichnung zuteil. Auslandsreisen führten ihn 1928 und 1929 erneut auf den Balkan und in die baltischen sowie wieder in die skandinavischen Länder. Er wurde auf den Kongressen herzlich begrüßt und erfuhr eine Vielzahl von Ehrungen, so im Jahr 1928 die Ehrenmitgliedschaft der

Federazione Stomatologica Italiana und die des Vereinsbundes Bulgarischer Zahnärzte. Weitere Stationen seiner Vortragstätigkeit im Ausland waren im Jahr 1928 Lettland, Finnland und Schweden. Auch im Jahr 1929 rissen die Einladungen zu Vortragsreisen ins Ausland nicht ab. Moral wurde zu Vorträgen in Prag, Libau, Riga, Reval und Dorpat gebeten. In Helsinki ehrte man ihn mit der Aeyräpää-Gedenkmedaille. Die Breite und Aktualität seiner wissenschaftlichen Arbeiten und seine interessanten Fortbildungsveranstaltungen machten ihn offensichtlich zu einem gefragten Referenten.

In Rostock erwartete ihn im Jahr 1929 eine besonders ehrenvolle Aufgabe. Er wurde von der Fakultät einstimmig zum Dekan gewählt. Die Übernahme des verantwortungsvollen Amts durch Moral als dem Vertreter eines immerhin noch jungen Faches war zweifellos ein Zeichen besonderer Wertschätzung, die er sich als Kliniker, Wissenschaftler und Hochschullehrer erworben hatte.

Noch im Jahr 1929 leitete Moral den 18. Italienischen Stomatologenkongress in Rom. Seine Vortragstätigkeit blieb auch im Jahr 1930 ungebrochen. Er referierte in Prag und Budapest, um anschließend in Rostock vor Gästen aus Dänemark Vorträge zu halten und Operationsmethoden zu demonstrieren. Nach Vorträgen in Polen erhielt er im Mai 1930 die Ehrenmitglied-

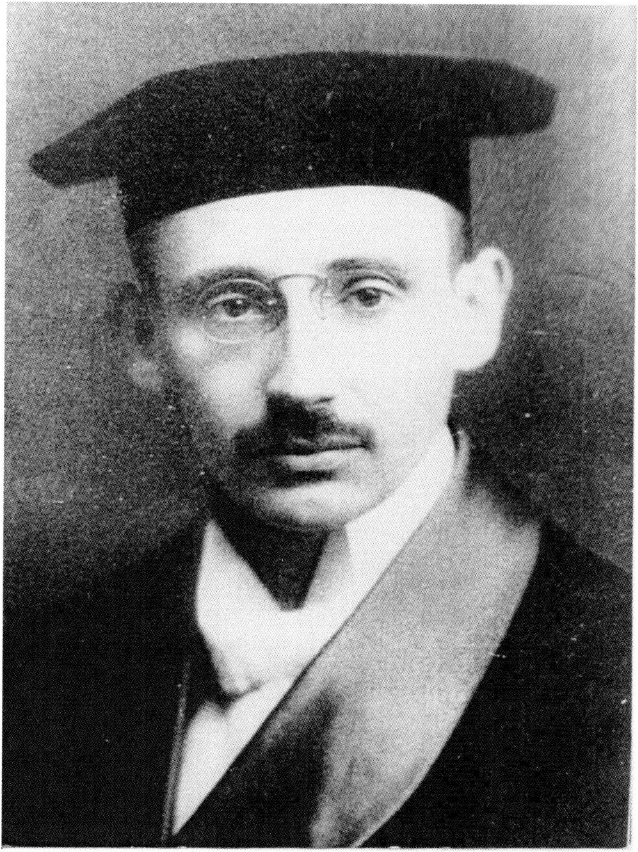

Hans Moral als Dekan im Jahr 1929

schaft des Vereins Polnischer Zahnärzte. Im 2. Halbjahr 1930 reiste er zum Kongress der Italienischen Stomatologen in Venedig. Im Dezember gastierte Moral zum wiederholten Male in Kopenhagen zwecks Durchführung von Operationen und Vorträgen. Diesen vielfältigen Verpflichtungen nachzukommen, erlaubte ihm die inzwischen vollzogene Qualifizierung mehrerer seiner Mitarbeiter zur Übernahme von Lehrveranstaltungen.

Im Jahr 1930 sah sich Moral in besonderer Weise gezwungen, auf die an der Klinik vorherrschende Raumnot und die damit verbundene Überfüllung der Räume sowie auf hygienische Missstände hinzuweisen. Als Dekan der Medizinischen Fakultät hatte Moral 1929 eine Denkschrift zur Raumsituation an den Kliniken und Instituten verfasst. Der Universität und dem Ministerium war damit bekannt, dass die Zahnklinik in Raumfragen dringend der Unterstützung bedurfte. Die Raumnot war dann Anlass für Moral, seinem Amtsnachfolger als Dekan mit Datum vom 17. Mai 1930 zu schreiben, indem er diesen auch geschickt in dessen Eigenschaft als Hygieniker ansprach: »Ew. Spectabilität erlaube ich mir beifolgend einen kurzen Bericht in dem gestern gesprochenen Sinne zu überreichen. Ich wäre Ew. Spectabilität sehr verbunden, wenn Sie die Liebenswürdigkeit hätten, eine Ergänzung dazu zu machen etwa des Inhaltes, dass Sie durch eigene Inaugenscheinnahme sich von der Überfüllung und den unhaltbaren Zuständen überzeugt hätten. Sehr lieb wäre es mir, wenn Sie in diesem Bericht nicht nur Ihre Stellungnahme als Dekan, dem ja satzungsgemäss die Aufsicht über die ordnungsmässige Durchführung des Unterrichts obliegt, bekannt geben würden, sondern auch gleichzeitig in Ihrer Eigenschaft als Hygieniker auf die Unhaltbarkeit und Gesundheitswidrigkeit der Räume hinweisen wollten [...].«[28]

In einem weiteren Schreiben an den Dekan mit gleichem Datum verstand er es überzeugend, weitere wichtige Argumente für einen Klinikneubau und gegen einen Numerus clausus ins Feld zu führen: »Indem ich Bezug nehme auf die Behandlung der Angelegenheit der Zahnklinik in der letzten Fakultätssitzung erlaube ich mir, Ew. Spectabilität ergebenst Folgendes vorzutragen: Infolge des großen Andrangs der Studierenden der Zahnheilkunde hat das hohe Ministerium sich veranlasst gesehen, in Aussicht zu nehmen, die Direktion anzuweisen, dass vom kommenden Semester an die Zahl der Studenten auf ca. 150 beschränkt werden soll [...] Rostock hat in den letzten Jahren bezüglich der Studierenden einen erheblichen Aufschwung erlebt und es wäre sehr bedauernswert, wenn das, was in dieser Richtung erreicht worden ist, durch einen Federstrich der

Regierung zunichte gemacht würde. Es unterliegt indessen keinem Zweifel, dass so, wie die Verhältnisse augenblicklich liegen, wenigstens für die Zahnklinik, die Direktion die Verantwortung nicht mehr übernehmen kann. Dies gilt sowohl für die Behandlung der Kranken, wie auch für den Unterricht und die wissenschaftliche Tätigkeit [...] Die Medizinische Fakultät hat in ihrer letzten Sitzung ihre Meinung dahin bekannt gegeben, dass es der Direktion der Universitäts-Zahnklinik nicht möglich ist, mit den jetzigen Räumen das zu leisten, was man billiger Weise von der Direktion verlangen kann und unterstützt den Wunsch des Direktors der Zahnklinik nach Schaffung neuer *geeigneter* Räume [...].«[29]

Der Zustrom von Studenten mit dem Wunsch, in Rostock Zahnheilkunde zu studieren, hielt trotz der ungünstigen räumlichen Voraussetzungen unvermindert an. Da Veränderungen kurzfristig nicht möglich waren, regulierte das Ministerium für Unterricht die Reihenfolge der Zulassung zum Studium, ohne dass zunächst ein Numerus clausus erging. Das Ministerium behielt sich diesen jedoch vor. Für Moral war dies eine absolut unbefriedigende Lösung, mussten doch infolge der hohen Studentenzahlen die Kurse weiterhin mehrfach abgehalten werden, ohne dass er an der völlig unzulänglichen Raumsituation etwas ändern konnte. Die Ohnmacht gegenüber diesen

Verhältnissen setzte Moral offenbar schwer zu. Trotz der inzwischen möglichen Reduzierung der eigenen Lehrtätigkeit und trotz seiner ständig steigenden nationalen und internationalen Anerkennung beeinträchtigten die hohen Anforderungen und die unhaltbaren Verhältnisse Morals Gesundheitszustand. Eine längere Reise in die Tschechoslowakei, nach Österreich, Ungarn, Jugoslawien, Bulgarien, Griechenland und Italien, die Moral gemeinsam mit dem angesehenen Rostocker Pathologen Prof. Dr. Walter Fischer (1882–1969) im Frühjahr 1931 geplant und in Angriff genommen hatte, musste er aus gesundheitlichen Gründen abbrechen. Man kann davon ausgehen, dass dies mit seinem alten Leiden, der Herzneurose, zusammenhing.

Erste Ankündigung, aus der Welt scheiden zu wollen

Die Hintergründe für zwei auf den 16. November 1931 datierte Briefe an den Dekan der Medizinischen Fakultät und an seinen Oberarzt Prof. Dr. Matthäus Reinmöller, in denen Moral ankündigte, aus dem Leben gehen zu wollen, lassen sich nur erahnen. Sein fünfseitiger Brief an den Dekan, in dem er betont sich über die Gründe seines Abschieds ausschweigen zu dürfen, ist ein beeindruckendes Zeitdokument. Allein die tiefschürfende Analyse zu seiner Nachfolge im Falle einer Neubesetzung ist ein Beleg für Morals Scharfsinnigkeit, aber auch für sein hohes Verantwortungsbewusstsein trotz großer nervlicher Belastung. Moral schrieb unter anderem: »[…] erlaube ich mir folgendes vorzutragen: Der Medizinischen Fakultät sage ich für das Vertrauen, das sie in mich gesetzt hat, als sie mich vor Jahren auf den Lehrstuhl der Zahnheilkunde berufen hat, meinen besten Dank. Ich danke auch für die bereitwillige Hilfe und Unterstützung, die ich in allen Fragen meines Faches und meiner Klinik jederzeit bei der Fakultät gefunden habe. Im Moment des Abscheidens aus dieser Welt wünsche ich der Fakultät eine gedeihliche Weiterentwicklung zum Wohle unserer Kranken und zum Wohle unserer Studenten. Über die Gründe, die mich zu meinem Schritte veranlasst haben, möchte ich mich ausschweigen dürfen, einen kleinen Teil Schuld daran trägt aber die Regierung, die mir alle Mittel für eine ordnungsgemäße Erweiterung versagt hat. Es ist eine alte Erfahrung, daß erst ein Dozent seinen Posten verlassen haben muß, damit etwas geschieht, dem Nachfolger wird das bewilligt, was dem derzeitigen Fachvertreter nicht bewilligt werden konnte. Durch meinen Tod wird die Fakultät in den Besitz einer neuen Zahnklinik kommen, dessen bin ich sicher. Diese Momente sind nicht die alleinigen gewesen, aber sie haben dazu beigetragen, das Fass zum Überlaufen zu bringen […].«[30] Diese Vorahnung, die ihn offenbar sehr kränkte, sollte sich sieben Jahre später mit der Einweihung der neuen Klinik bewahrheiten. Der am gleichen Tage verfasste Brief an Matthäus Reinmöller, der 1928 auf Antrag Morals zum außerplanmäßigen, außerordentlichen Professor ernannt worden war, ist auch deshalb von Interesse, weil Moral darin zum Ausdruck bringt, dass man seine erfolgreichen Auslandsreisen, die sogar als verräterisch ausgelegt wurden, offenbar schon zu Hetzattacken nutzte: »Lieber Max! Wenn diese Zeilen in Ihre Hand gelangen, habe ich alles überstanden. Ich habe selber den Weg gesucht aus einem Leben, das mir nichts mehr zu bieten imstande ist. Über die Gründe im Einzelnen will ich nicht sprechen, aber damit keine falschen Gerüchte aufkommen, will ich Ihnen sagen, daß hinter den Gründen an erster Stelle meine Migräne steht, und dann die Anfeindungen, die ich von den verschiedensten Seiten zu erdulden habe, nicht zum wenigsten die Hetze wegen meiner Reisen, die man mir gegenüber sogar als Vaterlandsverrat hingestellt hat. Ich habe es nicht nötig, mich so beschimpfen zu lassen.«[31] Diese Ende des Jahres 1931 geschriebenen Briefe blieben ohne Konsequenzen und fanden erst nach Morals Tod im Jahr 1933 wieder Beachtung.

Internationale Vorträge und Ehrungen · Kampf um einen Klinikneubau

Wenn Moral etwas in seinem Wirken bestärken konnte, dann war es weiterhin die internationale Anerkennung. Nachdem ihm die »Japan Dental Association Tokyo« als erste nichteuropäische Gesellschaft 1930 zu ihrem Ehrenmitglied ernannt hatte, erhielt Moral im Jahr 1931 die Ehrenmitgliedschaft der »Dansk Odontologisk Selskab« für seine weitreichenden Verdienste um die Zusammenarbeit mit der dänischen Zahnärzteschaft. Nach wie vor war Moral als Vortragender im Ausland sehr begehrt. Das zeigte sich auch im Jahr 1932. Im Januar weilte er als Referent in Kopenhagen und Fünen, im Februar hielt er Vorträge in Malmö und Göteborg, im März führte ihn eine Vortragsreise nach Jugoslawien, Bulgarien und Triest. Ein Überblick von seinen Vortragsreisen allein nur im Zeitraum zwischen 1926 und 1932 macht deutlich, in welchem Maße Moral die Universität Rostock und die deutsche Zahnheilkunde in vielen europäischen Ländern vertreten hat.

Besondere Erwähnung verdienen zwei Vortragsveranstaltungen, zu denen Hans Moral im Jahr 1929 eingeladen worden war. Im November weilte er auf Einladung des damaligen Direktors Johannes Reinmöller zu Vorträgen an der Erlanger Klinik. Offenbar hatten der nicht ganz freiwillige Abgang Reinmöllers aus Rostock und die darauf folgende Berufung Morals auf den damit freigewordenen Lehrstuhl der gegenseitigen Anerkennung beider keinen Abbruch getan. Zu diesem Treffen gehörte auch ein Vortrag Morals über die von ihm fünf Jahre vorher eingerichtete Krankenstation an der Rostocker Klinik. Bekanntlich war diese die erste ihrer Art in Deutschland. Johannes Reinmöller war offensichtlich bemüht, nach deren Vorbild in Erlangen eine solche Krankenstation einzurichten, was ihm schließlich drei Jahre später auch gelang. Noch im Dezember hielt Moral auf Bitten des Zentralvereins deutscher Zahnärzte hin einen vielbeachteten Rundfunkvortrag in Berlin. Zweifellos war auch das ein deutliches Zeichen nationaler Wertschätzung Morals zu jener Zeit.

Dass er offensichtlich mit großem Erfolg auftrat, dafür spricht die Vielzahl der Ehrungen, die ihm national und international zuteilwurden. Neben der Ehrenmitgliedschaft der Berliner zahnärztlichen Gesellschaft erhielt Moral weltweit Ehrungen von insgesamt neun ausländischen Institutionen.

Physische und psychische Bedrohungen · Beurlaubung

Mit der Zunahme des nationalsozialistischen Einflusses und antisemitischer Aktionen war Moral infolge seiner jüdischen Herkunft bald immer stärker besonderen Repressalien ausgesetzt. Insbesondere nach dem ersten Halbjahr 1932 litt er zunehmend unter physischen und psychischen Bedrohungen, die seinen Gesundheitszustand stark erschütterten. Nach Berichten von Augenzeugen war Moral auch tätlichen Übergriffen ausgesetzt. Dabei taten sich besonders auch Mitglieder des Nationalsozialistischen Deutschen Studentenbundes (NSDStB) hervor. Hinweise darauf und auf die schon unmittelbar nach Morals Berufung zum Klinikdirektor einsetzende Diffamierung kann man einem späteren Brief Matthäus Reinmöllers entnehmen: »Je mehr aber der nazistische Gedanke zum Durchbruch kam, umso mehr nahm die Hetze zu. Ja, es ging so weit, daß Fenster, Türen, Praxisschilder und Sonstiges in den Nächten zerschlagen wurden. Moral selbst wurde öfters des Nachts grundlos telefonisch geweckt, seine Hausklingel stundenlang in Bewegung gehalten. Es kam sogar so weit, daß ihm öffentlich gedroht wurde und es ist sehr oft vorgekommen, daß ich oder ein Mitarbeiter aus der Klinik ihn, namentlich im Winter 1932/33, nach Hause begleiten mußten [...].«[32]

Diese sich häufenden Angriffe, die immer wieder ins Leere gehenden Bemühungen um den dringend benötigten Klinikneubau und die unter diesem Druck erneut verstärkt auftretenden Depressionen mögen es gewesen sein, die Moral, sechzehn Monate nach den Schreiben vom November 1931, veranlassten, sich noch einmal an die Medizinische Fakultät zu wenden. Es handelte sich um jenen Brief vom 8. März 1933, der bereits am Anfang dieses Buches zitiert wurde. Dieser dürfte aus mehreren Gründen von besonderer Bedeutung sein. So lassen Morals Aussagen nach heutigen Erkenntnissen mögliche Schlüsse darauf zu, in welche Richtung sich seine Gedanken damals bewegten. Eindeutig bezog er aus seiner Sicht Stellung zu Glaubensfragen: »Ich bin Jude und habe nie ein Hehl daraus gemacht, ich bin aber meiner ganzen Einstellung nach Deutscher und bin immer stolz darauf gewesen ein Deutscher zu sein, ein Deutscher, dessen Konfession die jüdische ist. Ich lehne es auch ab, aus äusseren Gründen meine Konfession zu wechseln. Aber eben, weil ich ein Jude bin, soll ich aus meinem Amt entfernt werden.« An anderer Stelle im Brief führt Moral Folgendes aus: »Ich werde also freiwillig gehen, aber ich gehe nicht, um wo anders meine Arbeit wieder aufzunehmen, ich gehe dahin, wo Ruhe und Frieden ist, die Ruhe, die mir die Elemente nicht gönnen, die meinen, daß ein Jude ein minderwertiger Mensch ist […].« Anhand dieser Aussage könnte man eine Erklärung für die bis heute nicht eindeutig zu beantwortende Frage ableiten, warum Moral dem nachweislichen Vorhaben der Belgrader Medizinischen Fakultät, ihn an die dortige Universität zu berufen, nicht Folge leistete. Letztendlich sollten diese Zeilen vom 8. März dann im August 1933 ihre traurige Bestätigung finden. Wenn Moral an einer Stelle dieses Briefes erklärt: »Ich habe mich in der Mitte der Fakultät alle Zeit sehr wohl gefühlt und scheide mit dem besten Dank an alle Mitglieder der Fakultät […]«[33], dann schließen sich die Äußerungen an jene im Schreiben vom 16. November 1931 an, mit denen er sich schon knapp zwei Jahre zuvor für die bereitwillige Hilfe und Unterstützung bedankte, die er in allen Fragen seines Faches und seiner Klinik bei der Fakultät gefunden hatte. Auch nach außen deutlich wahrnehmbar zeichnete sich Hans Moral durch eine enge wissenschaftliche Zusammenarbeit mit Fachvertretern wie den Professoren Fischer in der Pathologie, Elze in der Anatomie, Curschmann in der Inneren Medizin, Frieboes in der Dermatologie und anderen an der Fakultät aus, die auch publizistisch deutlich zutage trat. Längst hatte ihm sein interdisziplinäres Wirken breite Anerkennung und Akzeptanz verschafft. Inzwischen war für Moral die Medizinische Fakultät in über zwanzig Jahren nicht nur berufliches, sondern auch geistiges

Zentrum geworden. So dürfte man heute wohl nicht fehl in der Annahme gehen, dass die beiden hier erwähnten Briefe Morals an die Medizinische Fakultät auch als Ruf interpretiert werden könnten, ihm gerade jetzt, wo er völlig ungerechtfertigt in Not geraten war, Rückhalt und Hilfe zu gewähren. Doch auch nach dem Schreiben vom 8. März 1933 gab es keine positiven Signale von Seiten der Medizinischen Fakultät.
Die Furcht vor sich daraus ergebenden nachteiligen Konsequenzen war offenbar schon allgegenwärtig. Zu denen, die diese Angst schürten, gehörte besonders der Honorarprofessor für Sozialhygiene Dr. Hans Reiter (1881–1969). Als enger Vertrauter des Gauleiters Friedrich Hildebrandt (1898–1948) setzte Reiter sich sofort nach dem 30. Januar 1933 für die nationalsozialistischen Rassentheorien und die Einrichtung eines Lehrstuhls für Rassenhygiene an der Universität Rostock ein. Er war das erste NSDAP-Mitglied unter den Rostocker Professoren und wechselte zum 1. Oktober 1933 als Präsident des Reichsgesundheitsamtes nach Berlin, nicht ohne noch längere Zeit engen Kontakt zur Universität Rostock zu halten. Auch in seinem neuen Amt stand er für die Implementierung der Rassenhygiene und nahm bis mindestens zum Jahr 1944 Einfluss auf die Besetzung von medizinischen Lehrstühlen, auch in Rostock.[34] Reiter war und blieb nicht das einzige Beispiel für diese Entwicklung an

der Medizinischen Fakultät. Konnte man unter diesen Voraussetzungen erwarten, dass sich 1933 die Fakultät und die Universität schützend vor Hans Moral stellten? Wohl eher war das Gegenteil zu befürchten. Und das zu Befürchtende wurde noch übertroffen! Moral sah sich innerhalb kürzester Zeit einem perfiden Kesseltreiben ausgesetzt. So zwang man ihn am 1. April 1933, in Verbindung mit dem Boykott jüdischer Geschäftsleute und Rechtsanwälte, auf unbestimmte Zeit Urlaub einzureichen. Das Urlaubsgesuch Morals wurde zusammen mit einem Flugblatt, das Nationalsozialisten vor den von Juden geleiteten Einrichtungen verteilten, und mit entsprechenden Erläuterungen des Regierungsbeauftragten der Universität dem Ministerium für Unterricht in Schwerin vorgelegt. Es ist ein erschütterndes Dokument für die Torturen, die Moral durchmachen musste. Der Regierungsbeauftragte Paul Siegfried (1872–1943) schrieb: »Herrn Professor Dr. Dr. Moral ist gestern Mittag durch den Herrn Dekan der medizinischen Fakultät, Herrn Professor Dr. Steurer, auf Grund einer mündlichen Mitteilung des hiernach befragten Herrn Staatsministers Dr. Scharf gesagt, dass die Universitäts-Poliklinik für Mund- und Zahnkrankheiten bei dem für den 1. April 1933 geplanten Abwehrkampf gegen die Greuelpropaganda des Judentums im Auslande nicht ausgenommen werde, da ihr Direktor

Jude sei. Hiervon haben der Herr Staatsminister Dr. Scharf und ich vorher Kenntnis gehabt. Wir alle haben geglaubt, dass eine vorübergehende Beurlaubung des Herrn Professors Dr. Dr. Moral geboten sei. Mit der ihm nach seinem Eide obliegenden alleinigen Rücksicht auf das Wohl der Universität und des auch in seinen Einnahmen betroffenen Landes hat Herr Professor Dr. Dr. Moral um Beurlaubung gebeten. Er will zu wissenschaftlichen Vorträgen ins Ausland fahren und diese Gelegenheit benutzen, um der Greuelpropaganda entgegenzutreten [...] Herr Staatsminister Dr. Scharf hat den Urlaub mündlich bewilligt. Sobald die morgen beginnenden Abwehrmassregeln aufhören, wird Herr Professor Dr. Dr. Moral zurückkehren. Da man nicht wissen kann, wann dies möglich ist, hat Herr Professor Dr. Dr. Moral den Urlaub auf unbestimmte Zeit erbeten. gez. Siegfried«[35]

Nur vier Tage später, am 5. April, erging durch den inzwischen vom Gauleiter zum Regierungskommissar avancierten Friedrich Hildebrandt aus Schwerin die Aufforderung an Moral, von seinem Lehrstuhl zurückzutreten:

»Bei mir als Regierungskommissar sind über Sie eine ganze Menge Beschwerden aus der Bevölkerung des Landes erhoben. Auch der nationalsozialistische Ärzteverband fordert Ihre Abberufung. Allgemein wird auch von anderen wirtschaftlichen und politischen

Organisationen von mir verlangt, Ihre Abberufung durch das Kultusministerium zu veranlassen. Ich habe die Absicht, auf Grund der vorliegenden Beschwerden Ihre Abberufung durch das Kultusministerium zu erwirken. Ich möchte Ihnen jedoch Gelegenheit geben, vorher selbst von Ihrem Lehrstuhl zurückzutreten. Ich erwarte Ihre umgehende Entscheidung (gez.) Hildebrandt.«[36]
Sich der Tragweite dieses schonungslosen Vorgehens des Regierungskommissars offensichtlich bewusst, umging Moral die geforderte umgehende persönliche Entscheidung, indem er Hildebrandt mit Schreiben vom 9. April 1933 antwortete:
»Auf Vorschlag des Konzils der Universität Rostock in den Lehrkörper berufen, kann ich der Aufforderung nicht eigenmächtig entsprechen. Deshalb habe ich das Schreiben Sr. Magnifizenz dem Herrn Rektor mitgeteilt und werde antworten, sobald mir von ihm das Schreiben zurück gegeben ist.«[37]
Um sich gegen die bislang unbekannten Anschuldigungen wehren zu können, beantragte Moral darüber hinaus am 9. April beim Ministerium die Einleitung eines Disziplinarverfahrens gegen sich selbst. Verärgert darüber versuchte Hildebrandt, dies zu verhindern, und forderte Hans Reiter als obersten Medizinalfunktionär des Gaues Mecklenburg auf, die NS-Vertreter der mecklenburgischen Zahnärzteorgani-

sation zu animieren, geeignetes Material für eine Anklage gegen Moral zusammenzustellen, womit dieser aus dem Amt entfernt werden könne. Bei diesen fiel das Anliegen schnell auf fruchtbaren Boden. Entbehrten die bisherigen Aktionen gegen Moral rein rechtlich der Legalität, so bedrohte das neu geschaffene Gesetz vom 7. April 1933 die Stellung Morals. Darin berief sich das Ministerium für Unterricht auf die Vorschriften des Reichsgesetzes zur Wiederherstellung des Berufsbeamtentums. Danach waren Beamte »nicht arischer« Abstammung in den Ruhestand zu versetzen oder zu entlassen. Die Universität Rostock wurde aufgefordert zu berichten, auf wen diese Bestimmung anzuwenden war.

Am 13. April reichte Moral, die Aufforderung Hildebrandts von seinem Lehrstuhl zurückzutreten außer Acht lassend, ein Urlaubsgesuch für sechs Monate ein. Diese Beurlaubung sollte sich bald als eine endgültige erweisen.

Dieser Antrag wurde durch ein Attest des Internisten Prof. Dr. Hans Curschmann (1875–1950) gestützt, der Moral eine schwere psychische Depression und eine Störung der Nierentätigkeit bescheinigte. Aus Berlin, wo er bei seinem Bruder Kurt wohnte, informierte Moral umgehend Matthäus Reinmöller darüber, dass in Hahnenklee, wohin er zur Kur fahren wollte, schon keine Juden mehr aufgenommen würden. Die aufrei-

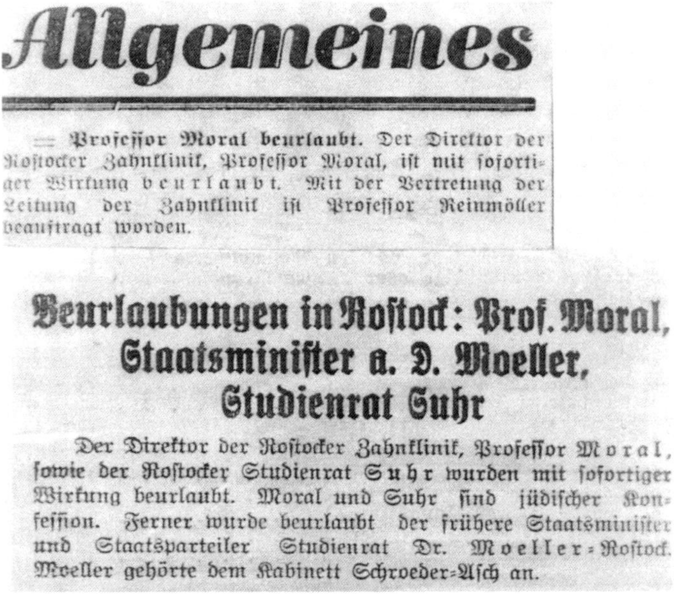

Allgemeines

Professor Moral beurlaubt. Der Direktor der Rostocker Zahnklinik, Professor Moral, ist mit sofortiger Wirkung beurlaubt. Mit der Vertretung der Leitung der Zahnklinik ist Professor Reinmöller beauftragt worden.

Beurlaubungen in Rostock: Prof. Moral, Staatsminister a. D. Moeller, Studienrat Suhr

Der Direktor der Rostocker Zahnklinik, Professor Moral, sowie der Rostocker Studienrat Suhr wurden mit sofortiger Wirkung beurlaubt. Moral und Suhr sind jüdischer Konfession. Ferner wurde beurlaubt der frühere Staatsminister und Staatsparteiler Studienrat Dr. Moeller-Rostock. Moeller gehörte dem Kabinett Schroeder-Asch an.

Reaktionen der Presse auf die Beurlaubung Morals im Jahr 1933

benden, ihn ständig verfolgenden Auseinandersetzungen mit seinen nationalsozialistischen Widersachern und seine angegriffene Gesundheit dürften die Ursache dafür gewesen sein, dass Moral im Zustand schwerer Depressionen in dieser Zeit Briefe an den Rektor, den Dekan und an Matthäus Reinmöller verfasste.

Die Briefe an den Rektor der Universität und an den Dekan der Medizinischen Fakultät, datiert vom 14. April 1933, ähneln sich in ihrem Wortlaut. An dieser Stelle soll daher der an den Rektor gerichtete wiedergegeben werden.[38]
Aber auch diese indirekte Aufforderung Morals, ihm zu helfen, blieb ohne eine Reaktion und ohne Folgen.

Professor Dr. Hans Moral

Rostock, den 14. 4. 33.
Friedrichstraße 31 / Telefon 4320

An Seine Magnifizens den Herrn Rektor der Uinversität

Rostock

Magnifizens!
Das neue Beamtengesetz stösst mich in eine zweite Klasse von Menschen, darin liegt eine Ehrabschneidung, die ich nicht ertragen kann. Ich habe durch 20 Jahre meine Pflicht an der Universität getan und habe mir nichts zu schulden kommen lassen. Einen Dank für diese Tätigkeit verlange ich nicht, aber ich habe es auch nicht verdient, dass ich entehrt werde. Zugleich mit meinenm Amt verliere ich aber auch meine Existenzmöglichkeit, sodass mir in der Tat nichts anders bleibt, wie aus diesem Leben zu gehen Mein letzter Gedanke gehört der Universität, möge sie sich weiter gut entwickeln und über sie nicht dasselbe Unglück hereinbrechen, das heute über mich hereingebrochnen ist.
Ew. Magnifizens bitte ich diese Zeilen zur Kenntnis des Conzils zu bringen

Moral

Brief Morals vom 14. April 1933 an den Rektor der Universität Rostock

Um seine Ausgrenzung vollkommen zu machen, folgte bereits Anfang Mai 1933 der nächste Akt in der Kampagne gegen Moral mit dem hinterhältigen Versuch seiner Kriminalisierung. Morals durch die nationalsozialistischen Aktionen und durch seine Beurlaubung geschwächte Position nutzend, reichten die durch die Drahtzieher Hildebrandt und Reiter gestützten führenden Vertreter des Vereins Rostocker beziehungsweise Mecklenburger Zahnärzte Beschwerde gegen Moral und – um den Anschein von Objektivität zu erwecken – gegen seine Oberärzte Reinmöller sowie Schlampp ein. Die Unterstellungen und Vorwürfe reichten von der illegalen Materialentnahme für die Privatpraxis über die unkorrekte Gebührenpolitik der Klinik und unerlaubte Absprachen mit den Krankenkassen sowie den für »die jüdische Rasse bezeichnenden« unberechtigten Verkauf von Fachbüchern in der Klinik bis hin zur Vernachlässigung der Fortbildung der zahnärztlichen Kollegenschaft. Auch wenn Moral bewusst gewesen sein konnte, wie ungerechtfertigt die Beschwerde war, so musste sie ihn gerade zu diesem Zeitpunkt zusätzlich stark belasten.

Die an das Ministerium beziehungsweise an den Regierungsbevollmächtigten der Universität gerichteten Eingaben hatten zur Folge, dass die Betroffenen und weitere Mitarbeiter der Klinik aufwendigen und langwierigen Ermittlungen, ja Verhören, unterzogen wurden. Morals ausgedehnte und umfangreiche Vernehmung am 15. Juli 1933 erfolgte durch den Gesandten des Landes Mecklenburg-Schwerin beim Reichsrat in Berlin, Friedrich Tischbein. Moral muss danach anscheinend zunächst zuversichtlich gewesen sein, weil er glauben konnte, die Unterstellungen widerlegt zu haben. Reinmöller und Schlampp hatten sich ähnlich wie er geäußert und außerdem war er auch von den anderen Mitarbeitern der Klinik und der Verwaltung entlastet worden. Dies ließ er leicht optimistisch mit Schreiben vom 22. Juli 1933 den Altrektor Prof. Dr. Elze und in einer Abschrift dieses Briefes den Dekan der Medizinischen Fakultät Prof. Dr. Steurer wissen. Er bat beide, seine Angelegenheit wohlwollend zu prüfen. Eindringlich wandte sich Moral an Elze und Steurer: »Es ist an der Zeit, dass die Fakultät jetzt von sich aus ein Gutachten über mich an die Regierung abgibt […].« Als die wohl treibende Kraft hinter allen Aktionen gegen ihn vermutete Moral offenbar den Fakultätskollegen Hans Reiter, indem er äußerte: »Ausschlaggebend in der ganzen Sache ist Kollege R., der ja z. Zt. noch in Mecklenburg ist. Ich weiss, dass er mir nicht wohl will […] Nach meinem Dafürhalten hängt alles davon ab, wie R. sich einstellt.«[39]

Doch auch in dieser Situation blieben Stimmen aus der Fakultät und der Universität stumm und der Ring

seiner Widersacher schloss sich immer enger um Moral.
Die endgültigen Ergebnisse der monatelangen Ermittlungen des Ministeriums zu den Beschwerden der Rostocker und Mecklenburger Zahnärzte ließen noch immer auf sich warten. Sie sollten erst zum Ende des Jahres 1933 spruchreif werden. Hans Moral, der über zwei Jahrzehnte seine Pflichten an der Universität Rostock vorbildlich und auf hohem Niveau erfüllt hatte, sah sich allein gelassen und musste erkennen, dass er wohl keine Hilfe mehr zu erwarten hatte.
Angesichts der nervenaufreibenden Wochen und Monate nahm es nicht Wunder, dass Moral, der standhaft seine Ehre als Arzt und deutscher Wissenschaftler zu verteidigen suchte, unter Depressionen litt und zu einem gehetzten Menschen wurde, der tiefe seelische Krisen durchmachen musste. In dieser deprimierenden Situation konnte er als einzigen Trost die Solidarität und Zuneigung seiner engeren Mitarbeiter verspüren. Diese versuchten mit viel Geschick, ihm den Rücken zu stärken.
Dass diese beispielhafte Unterstützung trotz allen guten Willens nur moralischer Art sein konnte und Moral vor einem früheren oder späteren antisemitischen Übergriff letztlich nicht geschützt werden konnte, war schon nicht mehr zu verkennen.

Moral scheidet aus dem Leben

Das Gefühl von tiefer Ausweglosigkeit in Verbindung mit einem von Depressionen geprägten Krankheitsbild war es wohl, das in Moral den Entschluss reifen ließ, in der Nacht von Freitag, den 4. zu Samstag, den 5. August 1933 mit der Einnahme von Veronal und Zyankali seinem Leben ein Ende zu setzen. Moral starb am 6. August 1933, ohne dass er das Bewusstsein wiedererlangte. Er stand kurz vor Vollendung seines 48. Lebensjahres. Die Universität entledigte sich ihrer Informationspflicht zum Tode Morals auf dem Dienstwege und das in für sie gebotener Kürze. Stellungnahmen oder Äußerungen des Bedauerns gab es nicht. Davon zeugt eine Aktennotiz des Regierungsbevollmächtigten der Universität Rostock vom 5. und 7. August.[40]

Der Rektor der Universität würdigte dieses Ereignis mit lakonischer Mitteilung an das Ministerium.[41]

Im Hinblick auf die Hintergründe des Todes Hans Morals von besonderem Interesse sind dagegen auf diesem Schreiben des Rektors aufgeführte Notizen des Regierungsbevollmächtigten Dr. Siegfried, die sehr konkrete Hinweise beinhalten: »Herr Prof. Dr. Moral hat Briefe hinterlassen an Seine Magnifizenz den Rektor, den Herrn Dekan der medizinischen Fakultät, Herrn Professor Dr. Reinmöller, Herrn Peter

[78] Prof. Moral.

95

Der Regierungsbevollmächtigte
an der Universität Rostock

Fernsprecher: Nr. 7081, Neb. Stelle 185.

G.-Nr.:

Rostock, den 5. August 1933.
Palais

Heute Vormittag 11 1/2 Uhr hat Herr Professor D Reinmöller mich aufgesucht und mir gemeldet, dass Herr Professor Dr. Moral heute Nacht einen Selbstmordversuch gemacht hat. Er hat Veronal genommen. Von Dr. Sawitz ist er ins Leben zurückgerufen, aber noch bewusstlos. Herr Professor Reinmöller hat den stellvertretenden Sachbearbeiter im Ministerium für Unterricht Herrn Ministerialrat Dr.Lobedanz von meinem Telefon au benachrichtigt. Herr Professor Dr.Reinmöller glaubt, dass Herr Professor Dr.Moral am Leben erhalten bleibt.

Siegfried

Rostock, den 7. August 1933.

Herr Professor Dr. Reinmöller hat mir heute vormittag 8 Uhr 30 Minuten fernmündlich mitgeteilt, dass Herr Professor Dr. Moral gestern abend 9 Uhr 30 Minuten gestorben sei. Ich habe sofort Herrn Ministerialrat Lobedanz fernmündlich benachrichtigt.

Siegfried

Vermerke Dr. Siegfrieds zum Selbstmordversuch und Tod Hans Morals

Der Rektor
der Universität Rostock
Fernsprecher Nr. 2910.

Rostock, den 7.August 1933.

Ohne veranlassende Verfügung.
Betrifft:
Professor Dr. Moral.

Dem Ministerium für Unterricht teile ich mit, dass am 5.ds.Mts.der ordentliche Professor Dr.Hans Moral aus demLeben geschieden ist.Der Verstorbene hat schriftlich den Wunsch geäussert,dass weder halbmast geflaggt werden solle,noch ein offizieller Vertreter der Universität bei der Einäscherung zugegen sein solle.

Der Rektor.

An das
Mecklenburg-Schwerinsche Ministerium
für Unterricht.
Schwerin.
Durch den Herrn
Regierungsbevollmächtigten
hier.

8. AUG. 1933

Benachrichtigung des Ministeriums durch den Rektor zum Tod Hans Morals

Erichson sowie an den Steuersachverständigen Fischer. Ich habe Gelegenheit genommen, mir die Briefe vom Polizeiamt, das sie eingefordert hatte, zeigen zu lassen; nur den Brief an Professor Dr. Reinmöller habe ich nicht gelesen. In dem Brief an den Steuersachverständigen Fischer vom 27. Juli 1933 hat Herr Professor Dr. Moral geschrieben, dass ihn die Verleumdungen der Herren Dr. Kost, Dr. Scherf und Dr. Birgfeld in den Tod getrieben hätten. Der Brief vom 27. Juli 1933 wird geschrieben sein, nachdem Herr Professor Dr. Moral durch den Ministerialdirektor Dr. Tischbein in Berlin, dem Vertreter Mecklenburg-Schwerins beim Reich, über die gegen ihn erhobenen Vorwürfe gehört war.«[42]
In der Tat erfolgte die Beisetzung, wie von Moral gewünscht – und das war ganz im Sinne der neuen Machthaber –, in aller Stille ohne jedwede Zeremonie. Offensichtlich richtete man sich in diesem Falle sehr gern nach dessen Wünschen. Von nicht zu unterbietender Kürze waren die Anzeigen nach dem Tode Morals. Weder der Lokal- noch der Fachpresse war diesem herausragenden Wissenschaftler und Hochschullehrer ein Nachruf, geschweige denn eine gebührende Würdigung seiner international hoch geschätzten Leistungen wert. Dazu musste man offensichtlich zu sehr den langen Arm der Nationalsozialisten fürchten.

Zeitungsausschnitte zum Tod Hans Morals

Rostocker Anzeiger vom 8.August 1933

= **Professor Dr. Hans Moral, Rostock,** hat sich am Sonntag in seiner Wohnung vergiftet. Professor Moral übernahm zu Beginn des Krieges, als Professor Reinmöller ins Feld zog, die Universitäts-Zahnklinik und wurde im Oktober 1920 zum Direktor der Zahnklinik ernannt. Im April 1933 wurde er mit sofortiger Wirkung beurlaubt.

Deutsche Allg.Zeitung vom 9.August 1933

Professor Dr. Hans Moral in Rostock ist am 7. August gestorben. Moral wurde am 8. September 1885 in Berlin geboren. Nach Studien in München, Berlin und Greifswald bestand er 1908 das Staatsexamen als Zahnarzt, 1911 das ärztliche Staatsexamen. Im Jahre 1912 promovierte er zum Dr. phil. und zum Dr. med. Am 1. Oktober 1913 wurde er Assistent am zahnärztlichen Institut der Universität Rostock und habilitierte sich dort 1914 für das Fach der Zahnheilkunde. Am 1. Oktober 1920 erfolgte seine Ernennung zum außerordentlichen planmäßigen Professor an der Universität Rostock und am 1. April 1923 zum ordentlichen Professor.

Bekannt ist heute, dass die Medizinische Fakultät in Belgrad vorhatte, im Jahr 1933 Moral an die dortige Universität zu berufen. Davon hatte offensichtlich auch Moral Kenntnis und es war daher vorgesehen – obwohl Moral noch immer auf seinen Verbleib an der Universität Rostock hoffte –, dass er vorher nach Belgrad führe, um dort entsprechende Verhandlungen aufnehmen zu können. Notwendige Formalitäten, wie die Ausreiseerlaubnis und eine Steuerunbedenklichkeitsbescheinigung, die von den Nationalsozialisten sehr ernst genommen wurden, nahm sein Bevollmächtigter Helmut Fischer im Juni beziehungsweise Juli 1933 in Angriff. Das eingeschaltete Innenministerium in Schwerin ließ wissen, dass keine Bedenken gegen ein Ausreisesichtvermerk und die Reisepläne Morals bestünden. Rückblickend ist es besonders tragisch, dass Fischer gerade am 4. August 1933, dem Tag also, an dem Moral den Entschluss zu seinem Freitod fasste, die Nachricht erhielt, dass dieser am 7. August 1933 Deutschland über Berlin und Dresden in Richtung Belgrad verlassen könne. Die Frage, ob diese Nachricht Moral noch erreicht hat, ist bis in die heutige Zeit unbeantwortet geblieben. Es muss daher offen bleiben, ob Moral ohne das Wissen um die Möglichkeit, in seinem geliebten Fach eventuell weiterarbeiten zu können, aus dem Leben schied, oder ob er trotz ihrer Kenntnis sich den vielen hinterhältigen Anfeindungen nicht mehr gewachsen sah.

Eine zutreffende begründende Deutung des Suizids von Hans Moral allein auf der Basis archivarischer Unterlagen erweist sich als kompliziert und anspruchsvoll. Moral selbst hat in den Briefen vom 30. November 1931 und vom 8. März sowie 14. April 1933 jeweils an den Rektor, die Medizinische Fakultät und an Matthäus Reinmöller unterschiedliche, zum Teil wohl auch seinen situativen Eindrücken geschuldete, Erklärungen dazu abgegeben. Aus diesen lässt sich ableiten, dass eine unikausale Auslegung seines Freitods nach heutigem Kenntnisstand nicht gerechtfertigt erscheint. Eher

ergibt sich ein komplexes ursächliches Gesamtbild zu den angekündigten und dann umgesetzten Selbstmordabsichten Hans Morals, das die schrecklichen immer stärker eskalierenden Anfeindungen und Übergriffe in seinem Leben realer widerspiegelt.
Folgt man in dieser Hinsicht den dazu vorliegenden Hinweisen und Schilderungen, dann dürften vorrangig die schon in den zwanziger Jahren des vorigen Jahrhunderts beginnenden und ab 1931 sich unaufhörlich zuspitzenden antijüdischen Aktionen ursächlich im Vordergrund dafür gestanden haben, dass Moral seinem Leben ein Ende setzte. Diese Annahme wird auch durch das Schreiben seines Nachfolgers, Matthäus Reinmöller, vom 24. Januar 1946 ausdrücklich gestützt. Dabei taten sich insbesondere Mitglieder der NSDAP und ihrer Untergruppierungen, der Nationalsozialistische Deutsche Studentenbund (NSDStB), die SA und persönlich der Gauleiter und spätere Reichsstatthalter Friedrich Hildebrandt sowie der Honorarprofessor und oberste Medizinalfunktionär im Gau Mecklenburg Dr. Hans Reiter hervor. Nach Morals eigenen Aussagen kann man auch davon ausgehen, dass die verleumderischen Versuche von NS-Zahnärzte-Vertretern Rostocks und Mecklenburgs, seine moralische Ehrenhaftigkeit zu untergraben und ihn durch infame Anschuldigungen zu kriminalisieren, ihm bis zu seinem Tod schwer zu schaffen gemacht haben. Umso tragischer war es,

dass das Unterrichtsministerium erst nach Morals Tod verkündete, dass deren schweren Vorwürfe in keinem Fall belegt werden konnten. Ein wohl nicht zu unterschätzender kausaler Faktor sind die gesundheitlichen Probleme Morals. Die von ihm im Schreiben vom 16. November 1931 erwähnten Anfälle von Migräne und die von Fachärzten diagnostizierten, sich in Folge der häufigen Anfeindungen verstärkenden, Depressionen haben Moral über Jahre begleitet. Mit ihnen verbundene erhebliche körperliche Beschwerden dürften daher auch als ein auslösendes Moment in Betracht kommen. Hinterhältige Versuche, ihm seine beruflichen und wissenschaftlichen Leistungen sowie die deutsche Wesensart abzusprechen, überschritten zusätzlich das Maß des Erträglichen. Dazu zählte sicher auch die völlig haltlose Unterstellung, dass Moral Vaterlandsverrat begangen hätte. Zuletzt war es schließlich auch die fehlende Unterstützung durch Universitätsleitung und Medizinische Fakultät, bei denen er gerade in den letzten Monaten seines Lebens verzweifelt, aber vergeblich Rückhalt gesucht hatte, die in ihm den Entschluss reifen ließ, aus einem unerträglich gewordenen Leben zu scheiden.

Rückblick und Würdigung

Hans Moral gebührt das Verdienst, das Zahnärztliche Institut und später die Klinik und Poliklinik für Mund- und Zahnkrankheiten der Universität Rostock in den 17 Jahren seines Direktorats zu einer leistungsfähigen, national und international anerkannten Lehr- und Forschungsstätte fortentwickelt zu haben. Selbst unter den schwierigen Verhältnissen des Ersten Weltkrieges gelangte die Klinik in den wohlbegründeten Ruf einer mustergültigen Einrichtung. Moral erkannte nicht nur die Zeichen der Zeit, sondern setzte mit der Einrichtung des wissenschaftlichen Labors, der ersten universitären Bettenstation ihrer Art in Deutschland und der Errichtung der Abteilung für Alveolarpyorrhoe selbst unübersehbare Zeichen an seiner Wirkungsstätte. Auch in der Lehre beschritt er mit der Einführung von Unterrichtsfächern wie »Besprechung neuer Arbeiten« und »Arbeiten im wissenschaftlichen Laboratorium« neue Wege. Erfolgreich wehrte Moral sich gegen die vorgesehene Beschränkung der Studentenzahlen und mit gleicher Konsequenz verfocht er die Integration der Zahnmedizin in die Medizin.

Nur fünf Jahre nach seinem Tode erfolgte die Vollendung und Einweihung des Klinikgebäudes in der Strempelstraße, für die er lange mit klugen Argumen-

ten gestritten hatte, die er aber nicht mehr miterleben konnte.
In Anbetracht seiner Leistungen kann es nicht erstaunen, dass Moral zum Dekan der Medizinischen Fakultät gewählt wurde. Nicht zuletzt ist die Verleihung der Ehrendoktorwürde ein beredtes Zeugnis dessen.
Das wissenschaftliche Werk Morals, das sich in über 100 Publikationen aller Spezialgebiete der Zahnmedizin, darunter sieben Fachbücher, widerspiegelt, hat seinen Namen und den der Rostocker Zahnmedizin international zu einem Begriff gemacht. Hans Moral gilt als ein Wegbereiter der zahnärztlichen Anästhesie. Seine richtungsweisenden Arbeiten auf dem Gebiet der Grundlagen- und der klinisch angewandten Forschung haben in starkem Maße zur Etablierung der Zahnmedizin beigetragen. Angesichts dieser Anerkennung verwundert es nicht, dass Moral insgesamt neun ausländische

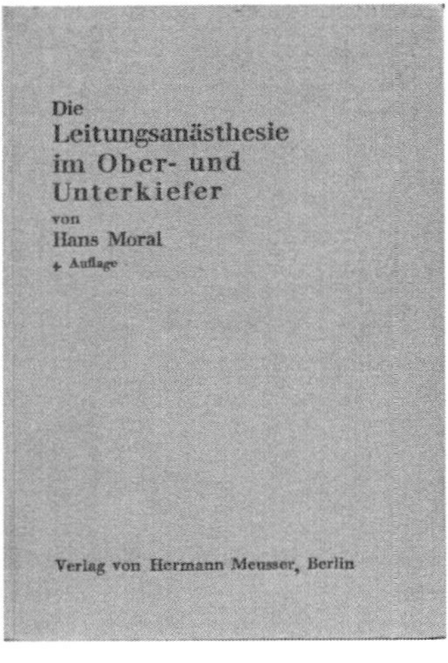

Morals Standardwerk zur Leitungsanästhesie im Ober- und Unterkiefer

Ehrenmitgliedschaften und Auszeichnungen verliehen wurden (Bulgarien, Dänemark, Finnland, Italien, Japan, Lettland, Polen, Triest, Ungarn).
Die Universität Rostock würdigte das Wirken Morals mit der Anbringung einer Ehrentafel im Foyer des Hauptgebäudes Die Medizinische Fakultät ehrte sein Andenken im Jahr 1999 aus Anlass des 75-jährigen Jubiläums der Verleihung der Ehrendoktorwürde mit einem Ehrenkolloquium in der Aula der Universität.

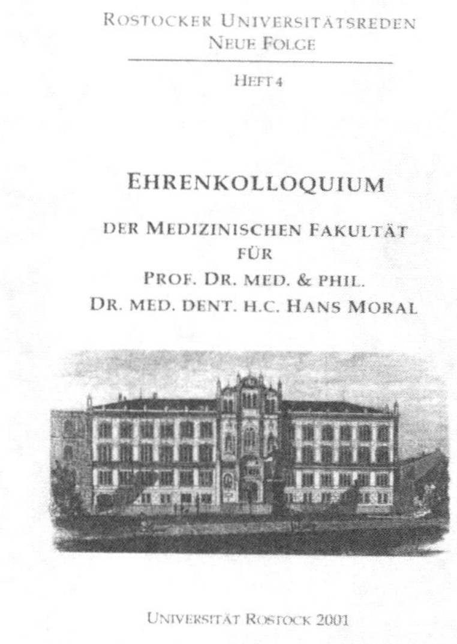
ROSTOCKER UNIVERSITÄTSREDEN
NEUE FOLGE

HEFT 4

EHRENKOLLOQUIUM

DER MEDIZINISCHEN FAKULTÄT
FÜR
PROF. DR. MED. & PHIL.
DR. MED. DENT. H.C. HANS MORAL

UNIVERSITÄT ROSTOCK 2001

Ehrenkolloquium der Medizinischen Fakultät für Hans Moral im Jahr 1999

Ein Jahr vorher benannte die Hansestadt Rostock nach ihm im Ortsteil Brinkmannsdorf die Hans-Moral-Straße. Seit dem Jahr 2003 erinnert in Höhe der Friedrichstraße 31, seinem ehemaligen Wohnhaus, ein Stolperstein an Hans Moral. Klinik-, Fakultäts- und Universitätsleitung vollzogen am 22. Oktober 2003 eine besondere Würdigung der Lebensleistung Morals mit der feierlichen Namensgebung der Klinik, die seitdem den Namen »Klinik und Polikliniken für Zahn-, Mund- und Kieferheilkunde ›Hans Moral‹« trägt.
Damit haben die herausragenden Leistungen Morals in vielfältiger Weise ihre wohlverdiente Anerkennung gefunden.

Anmerkungen

1 Universitätsarchiv Rostock (UAR), Med. Fak. 212: Protokoll des Rektors, Prof. Elze, über ein Gespräch mit Staatsminister Haack am 18. Januar 1932.

2 Buddrus, Michael; Fritzlar, Sigrid: Die Professoren der Universität Rostock im Dritten Reich, Ein biographisches Lexikon, Band 16, K. G. Saur, München 2007, 281.

3 Depmer, Ulrich-Wilhelm: Weg und Schicksal verfolgter Zahnmediziner während der Zeit des Nationalsozialismus, Med. Diss., Kiel 1993.

4 Pahncke, Dieter; Beetke, Eckhard: »Hans Moral (1885–1933) – zu Leben und Werk«, in: Beiträge zur Geschichte der Wilhelm-Pieck-Universität Rostock, Universität Rostock 1987, 12–18.

5 Schwanewede, Heinrich von: »Hans Moral – Leben und Wirken an der Universitäts-Zahnklinik Rostock«, in: Rostocker Universitätsreden, Neue Folge, Heft 4, Universitätsdruckerei, Rostock 2001, 19–35.

6 Schwanewede, Heinrich von: »Hans Moral«, in: Biographisches Lexikon für Mecklenburg, Band 4, hg. von Sabine Pettke, Schmidt-Römhild, Rostock 2004, 183–188.

7 Schwanewede, Heinrich von: »Hans Moral (1885–1933) – Leben, Wirken und Schicksal eines bedeutenden Vertreters der Zahnheilkunde«, in: Die Universität Rostock in den Jahren 1933–1945, Rostocker Studien zur Universitätsgeschichte, Band 21, hg. von Gisela Boeck, Hans-Uwe Lammel, Medienzentrum der Universität Rostock, Rostock 2012, 25–44.

8 Groß, Dominik: »Hans Moral Miterfinder der Lokalanästhesie«, Zahnärztliche Mitteilungen, Nr. 107, Heft 8 (2017), 922–924.

9 Buddrus; Fritzlar: Die Professoren der Universität Rostock im Dritten Reich [FN 2], 19–21.

10 UAR Personalakte Moral, Hans: Gutachten Prof. Dr. Barfurths zur Habilitationsschrift Morals vom 14. Juni 1914.

11 UAR Personalakte Reinmöller, Johannes: Schreiben Reinmöllers vom 4. März 1917 an die Medizinische Fakultät der Landesuniversität Rostock.

12 UAR Personalakte Reinmöller, Johannes: Brief des Rektors vom 18. April 1917 an das Großherzogliche Ministerium.

13 UAR Personalakte Moral, Hans: Befürwortung der Titulatur-Professur für Moral durch das Vizekanzellariat vom 23. April 1917.

14 UAR Personalakte Moral, Hans: Verleihung des Titels »Professor« durch den Großherzog an Hans Moral am 16. Juli 1917.

15 UAR Personalakte Reinmöller, Johannes: Schreiben Reinmöllers vom 4. Juli 1918 mit Antrag auf Rückstellung vom Wehrdienst.

16 UAR Personalakte Reinmöller, Johannes: Befürwortung des Rückstellungsantrags von Reinmöller durch das Vizekanzellariat.

17 Herbig, Gustav; Reincke-Bloch, Hermann: Die Fünfhundertjahrfeier der Universität Rostock 1419–1919. Amtlicher Bericht im Auftrage des Lehrkörpers. Selbstverlag der Universität, Rostock 1920.

18 Landeshauptarchiv Schwerin (LHAS) 1509: Bestallungsschreiben Johannes Reinmöllers zum ordentlichen Professor.

19 UAR Med. Fak. 212 (Zahnklinik 1910–1938): Schreiben des Vizekanzlers an den Rektor der Universität vom 1. Oktober 1919.

20 UAR Personalakte Moral, Hans: Amtseid Morals als a.o. Professor.

21 UAR Personalakte Moral, Hans: Schreiben des Ministeriums an die Verwaltungsbehörde der Universität vom 13. September 1920.

22 UAR Personalakte Moral, Hans: Ärztliches Gutachten des Dr. med. H. Lauer aus dem Sanatorium Dr. Barner, Braunlage.

23 UAR, MD 200/24: Ehrenpromotion Hans Morals zum Dr. med. dent. h.c.

24 UAR Med. Fak. 212 (Zahnklinik 1910–1938): Schreiben Morals vom 25. Februar 1924 an den Dekan der Medizinischen Fakultät, Prof. Dr. Frieboes.

25 UAR Personalakte Moral, Hans: Schreiben Morals an den Regierungsbevollmächtigten vom 3. September 1925 (Disziplinarverfahren).

26 UAR Personalakte Moral, Hans: Schreiben Morals an den Vorsitzenden der Disziplinarkammer, Dr. Roever, vom 3. September 1925.

27 UAR Personalakte Moral, Hans: Schreiben Morals an den Regierungsbevollmächtigten vom 8. September 1925 (Beschluss der Kammer).

28 UAR Med. Fak. 220 (Studium der Zahnmedizin 1906–1944): Schreiben Morals an den Dekan vom 17. Mai 1930 zur Raumnot in der Klinik.

29 UAR Med. Fak. 220 (Studium der Zahnmedizin 1906 –1944): Schreiben Morals an den Dekan vom 17. Mai 1930 den Numerus clausus betreffend.

30 UAR Personalakte Moral, Hans, Teil II: Brief Morals an den Dekan vom 16. November 1931.

31 UAR Personalakte Moral, Hans, Teil II: Brief Morals an Matthäus Reinmöller vom 16. November 1931.

32 UAR Personalakte Reinmöller, Matthäus: Brief Matthäus Reinmöllers vom 24. Januar 1946.

33 UAR Personalakte Moral, Hans, Teil II: Brief Morals an die Medizinische Fakultät vom 8. März 1933.

34 Hennighausen, Gerhard: »Die Rostocker Medizinische Fakultät im Nationalsozialismus. Geschichte, die noch geschrieben werden muß?«, Rostocker Universitätsreden, Neue Folge, Heft 4, Universitätsdruckerei, Rostock 2001, 37–47, hier 40–41.

35 UAR Personalakte Moral, Hans, Teil II: Vermerk Dr. Siegfrieds vom 31. März 1933 auf der Rückseite des Briefs von Moral an den Rektor.

36 UAR Personalakte Moral, Hans, Teil II: Brief des Regierungskommissars Friedrich Hildebrandt an Moral vom 5. April 1933.

37 UAR Personalakte Moral, Hans, Teil II: Antwortschreiben Morals an Hildebrandt vom 9. April 1933.

38 UAR Personalakte Moral, Hans, Teil II: Brief Morals an den Rektor vom 14. April 1933.

39 UAR Personalakte Moral, Hans, Teil II: Brief Morals an den Altrektor Prof. Elze und Abschrift des Briefes an den Dekan Prof. Steurer vom 22. Juli 1933.

40 UAR Personalakte Moral, Hans, Teil II: Aktennotiz Dr. Siegfrieds vom 5. und 7. August 1933.

41 UAR Personalakte Moral, Hans, Teil II: Benachrichtigung des Ministeriums durch den Rektor zum Tode Hans Morals vom 7. August 1933.

42 UAR Personalakte Moral, Hans, Teil II: Vermerk Dr. Siegfrieds auf dem Schreiben des Rektors an das Ministerium vom 7. August 1933.

Literatur

Alagha-Sharifi, Azalea: Hans Moral und die Entwicklung der Psychosomatik, Med. Diss., Münster/Westfalen 1997, 1–90, hier 2–8.

Benz, Christoph: »Moral, Hans«, in: Neue Deutsche Biographie, Band 18, hg. von der Historischen Kommission bei der Bayerischen Akademie der Wissenschaften, Duncker Humblot, Berlin 1997, 79.

Buddrus, Michael; Fritzlar, Sigrid: Die Professoren der Universität Rostock im Dritten Reich, Ein biographisches Lexikon, Band 16, K. G. Saur, München 2007, 7–503, hier 283–286.

Depmer, Ulrich-Wilhelm: Weg und Schicksal verfolgter Zahnmediziner während der Zeit des Nationalsozialismus, Med. Diss., Kiel 1993, 93–96.

Häussermann, Ekkhard; Benz, Christoph; Hundsdorfer, Ernst: »Deutsche Zahnärzte 1933–1945, Verfolger und Verfolgte«, Zahnärztliche Mitteilungen, Sonderheft 1998, 19.

Häussermann, Ekkhard: »Letzte Auswege waren Selbstmord und Emigration«, Zahnärztliche Mitteilungen, Nr. 84, Heft 14 (1994), 16–22.

Hahn, Peter Paul; Heckmann, Ursula; Reumuth, Eberhard: Die historische Entwicklung und der gegenwärtige Stand der Stomatologie an der Universität Rostock (Manuskript unveröffentlicht) UAR Med. Fak. 1763, 2–23, hier 13–14.

Pahncke, Dieter: »Prof. Dr. med. et Dr. phil. Hans Moral – Leben und Werk«, Belegarbeit zur Promotion, Rostock 1982.

Peter, Uwe S.: Zahn-, Mund- und Kieferheilkunde in fünf politischen Systemen – 100 Jahre Kieferchirurgie in Rostock, Universitätsdruckerei, Rostock 2007, 7–250, hier 58–59.

Schoeps, Julius (Hg.): Neues Lexikon des Judentums, Bertelsmann, Gütersloh 1992.

Schwanewede, Heinrich von: »Hans Moral – Leben und Schicksal eines bedeutenden Vertreters der Zahnheilkunde«, Deutsche Zahnärztliche Zeitschrift, Nr. 66, Heft 5 (2011), 321–400, hier 378–380.

Abbildungsnachweis

UAR, Fotoarchiv: Umschlag vorn und Seite 39
Privatbesitz des Autors: Seiten 28, 70, 71
Fotoarchiv Klinik und Polikliniken für Zahn-, Mund- und Kieferheilkunde: Seite 30
Universitätsbibliothek Rostock: Seite 34
Universitätsarchiv Rostock (UAR), Personalakte Moral, Hans: alle anderen Abbildungen

Über den Autor

Heinrich von Schwanewede
studierte Zahnmedizin an der Universität Rostock, wo er 1967 auch promovierte. Nach seiner Habilitation im Jahr 1979 übernahm er 1984 ebenda die Ordentliche Professur für Zahnärztliche Prothetik. Von 1991 bis 2008 war er geschäftsführender Direktor der Universitäts-Klinik und Polikliniken für Zahn-, Mund- und Kieferheilkunde in Rostock. Zu seinen Forschungsgebieten zählen die Chirurgische Prothetik, Biomaterialien, Implantate und die Geschichte der Zahnmedizin.